JN265014

できる男の活力マネジメント

男のアンチエイジング58の最新常識

◉

朝倉匠子

プロローグ

つい先日のことです。中学のクラス会に行った友人が、次のような感想をわたしに話してきました。

「都心の私立中学を卒業した女性たちは、50歳近くになっても、スタイルはキープしているし、それぞれおしゃれで、小ぎれいにしている。いわゆる「おばさん」になっている人なんて一人もいない。

それに引き換え、男性の大半はメタボなおやじ！　スマートさなど皆無で、自分の容姿はすっかりあきらめているみたい。そうかと思えば、一部の連中は「チョイ悪」なんて言いながら、20代の女性とだって付き合えるぞって鼻息荒くしている、超軽い感じの遊び人タイプ。……とにかく女性に比べて、バランスのとれた大人の男がいないのよ！」

偶然にもこの本が出版される２００９年6月に、健康に悩むビジネスマン向けの雑誌『日経ヘルス for MEN』（日経ＢＰ社）が発行されるそうです。

男性は女性に比べて10年分保守的だといわれますが、まさに女性向けに『日経ヘルス』が創刊されてから10年後の試みです。女性はもう10年も前から、健康で若々しくいるために情報を収集し、知識を深め、生活の中で実践してきたというのに！

最近の脳科学でも示されるように、男性と女性の心と身体は、多くの点で違います。なのに、男性の肉体的最大関心事といわれる「性的能力と髪の毛」についてさえも、驚くほど曖昧な知識しか持ち合わせていない男性が多いというのが現実です。

本書はこの厳しい時代の中、女性に比べて10年の遅れをとっている男性が、若々しく、健康で、自信をもって、はつらつと生きていくために必要な情報を、最新男性医学の知見に基づいてお届けするものです。

世は「婚活」が話題ですが、わたしは本書で男性の活力向上、すなわち「**男活**」を提唱したいと思います。さあ、始めましょう！

できる男の活力マネジメント
男のアンチエイジング58の最新常識

◉

【目次】

1

[基礎編] 男性専門医学はこうなっている

2

[各論Ⅰ] メタボ対策とトレーニング

7

[各論VI] 食事・栄養

8

［各論Ⅶ］睡眠

1

［基礎編］

男性専門医学はこうなっている

01 ◉

40代の過ごし方が男の人生を決める？

1963年、東京オリンピックの前の年には日本にはは153人しかいなかった100歳以上のお年寄りは、2008年9月現在で何と3万6276人……約45年の間にその数は200倍以上になりました。このうち女性は3万1213人と全体の約86％を占め、男性は5063人。数では女性が圧倒的です。

日本抗加齢医学会の理事として活躍される順天堂大学教授の白澤卓二先生は、99歳でモンブランをスキー滑走した三浦敬三さんや、その息子さんで世界最高齢の75歳でエベレスト登頂を果たしたプロスキーヤーの三浦雄一郎さんらの生活習慣やホルモン数値などを研究なさっている加齢《エイジング》制御医学の専門家ですが、こんなお話をしてくださいました。

「いま女性が元気だといわれます。しかし、女性は80歳も中盤になると骨粗しょう症からくる骨折のため、最晩年は寝たきりや認知症になることが多いのが現実です。つまり、数の上では女性が圧倒的に多いものの、健常者の割合は、晩年になっても骨折することの少ない男性のほうが多い。

99歳でモンブランをスキー滑走したり、75歳でエベレスト登頂を果たすような激しい運動ができるのも、男性の骨が強いからだといえるでしょう。

ですから、女性の加齢制御《エイジング》は女性ホルモンを失ってからがポイントになりますが、その一方で、**男性の場合は40代の過ごし方がポイントになります**。多くの男性が、この時期に生活習慣病に陥ります。そのツケが、70代になってから、心筋梗塞や脳溢血など心・血管性の病気となってあらわれます。男性の寝たきりというのは骨折からではなくて、このような病気で倒れることによって起こるケースが多いのです」

このことを50代、60代の男性の聴衆が中心の講演会で話して、最後に、「時すでに遅しですね」と付け加えると、会場は大爆笑です。

でもそんなことはありません。**今からでも遅くないのです**。気をつければ、身体はいつからでも改善するのです。事実、49歳のときのわたしの骨密度は、0・619グラム／cm²でした。これは同年齢の人の101％であり、若年成人の96％に相当します。

けれども、その後まめに小魚やミルクを摂り、ゴルフだけでなく、日常意識して歩くようにした結果、現在の骨密度は0・663グラム／cm²（これは同年齢の人の112％、若年成人の103％に相当）にまで上がっています。

50歳を過ぎても、ホルモンの量の減少を止めることはできなくても、きちんとした知識をもってケアすれば身体は改善可能なのです。

あるいは、もしあなたが40代より下だとしたら、ラッキーです。間に合いました！　この10年を大事にしてください。そうすれば、あなたの人生の後半生のQOL（＝Quality Of Life、生活の質）を、かなり高く保つことができるでしょう。

02 ◉ 男性医学と女性医学は別もの

今年（2009年）春に放送されたNHKスペシャル「女と男～最新科学が読み解く性～」をご覧になった方はいらっしゃいますか？　ずいぶん話題になったので、ご存じの方も多いかもしれませんね。

番組では、男女平等の国・アメリカで、新たな男女区別がはじまっていることを紹介しています。小学校や中学校の義務教育の場で、男女別に授業を行う学校が増えているのだそうです。成長期には特に男女の差が出ますが、そこで、それぞれの性に合った教育をしようというわけです。

また番組では、医学の分野でも病気の男女の違いを重視する動きが広まっていることを紹介していました。

脳のはたらきにも男女差がある

女である特異性を否定してきた歴史をもつアメリカでこんな試みが始まっている背景には、脳に男女差があることがわかってきたということがあります。同じことをしていても、脳の使い方、使っている部分が男女では違っている――たとえば男性は空間感覚を利用して地図を見ますが、女性は記憶や目印を手がかりに地図を見るのです。脳が違うということは、男女それぞれで得意なことが違うということですが、それを前向きに生かそうという新たな発想なのです。

男女の脳が違う理由は「ともに生き延びるため、滅びないため」です。人間の祖先は長い間いつも飢えと闘ってきました。役割を分担することでいろいろな食糧を確保する可能性が高くなり、子孫を残す可能性が増えるのです。

このように考えていくと、加齢に伴う肉体や健康の変化についても男女差があることはなんら不思議ではありませんね。

03 ◉ 女性医学に比べて遅れていた男性医学

医学における人間とは、男性です。

男性中心社会だったからというより、生理のある女性は常にホルモン変動が激しく、なかなか身体が一定しないので、医学的な数値がとりにくかったためです。そこでホルモン変動が少ない男性が人間の基準になりました。

生殖機能とはかかわりのない病気のすべて、たとえば風邪、喘息、高血圧や糖尿病、心臓病、肝臓病などの発症メカニズムも、治療法も、予防法も、男性を対象として研究されてきました。ただし処方薬だけは体格の差が考慮され、女性の場合は男性の7掛けと決められました。

また医学先進国アメリカでは、多くの新薬開発や治験が、訴訟の心配が少ない軍の病院で行われました。つまり医学的データの根拠となっているのは、軍人という、男性の中でもかなり特異な肉体の持ち主だったのです。

当時は、男性を対象とした研究結果だから女性に当てはまらないものもあるかもしれないなどとは考えなかったのです。その弊害、たとえばサリドマイドのように男性には安全でも、妊婦が服用すると手足のない赤ちゃんが生まれるといった問題が次々と起こってきました。

こうして男女の違いに注目した性差医療の必要性が叫ばれるようになったのは、1990年代の半ばになってからです。

男性ホルモンの研究が始まったのはごく最近

歴史的に見ると、男女の性差をつかさどるホルモン自体の研究は、男性の「強くありたい」という強烈な願望からスタートし、男性先行で進みました。ところが1960年代、フェミニズムの気運の高まりとともに、女性特有の症状や病気に対する研究が注目を浴びるようになり、女性医療の研究が進みました。また性差医療だけでなく「女性性とは何か」をトータルに考える「女性学」が1970年代に多くの大学で研究されました。

一方で、男性は常に人間の代表であり続けました。「女性学」に比べ「男性学」という男性独自の社会的視点を考える学問の存在は、世界的に見てもほとんどありません。

男性医学としてWHOが動きはじめたのも、1997年になってからです。そして2000年2月、スイスのジュネーブに50カ国、800人の研究者が集まり「男性更年期」についての国際会議が初めて開かれました。男性中心の性差医療が世界的に注目を浴びたのです。

こうした流れを汲んで、日本でも、加齢とともに男性の心と身体がいかに変化していくかを研究する「日本エイジングメイル研究会」が2001年に創立され、2006年には日本メンズヘルス医学会という形に昇格しています。

長く説明してきましたが、「メンズヘルス」という概念が世界的に見てもまだまだ新しいものなのだということがお分かりいただけたかと思います。

04 ◉ 男性ホルモンとは

ここで、男性ホルモンについて説明しましょう。男性ホルモンとは、5種類のホルモンの総称です。

そのうち全体の95％を占めるのが「**テストステロン**」で、睾丸でつくられます。原料はコレステロール。コレステロールを過度に摂るのはもちろん身体によくありませんが、ダイエットや菜食主義を続けてたんぱく質を摂取しないと、原料のコレステロールが不足して、テストステロンの分泌が減ることもあるので要注意です。脂身の少ない肉100グラムを1日おきに食べるくらいがテストステロン分泌には理想的という説もあります。テストステロンは加齢とともに減少しますが、男性の場合、減少のパターンが人によって大きく異なります（詳しくは32ページ参照）。

その他の男性ホルモンとしては、副腎でつくられる「**デヒドロエピアンドロステロン**

（ＤＨＥＡ・26ページ参照）」「**ジヒドロテストステロン**（ＤＨＴ）」「**アンドロステロン**」「**アンドロステンジオン**」があります。

男性ホルモンは１９３１年、ドイツの生化学者ブーテナント博士によって発見されました。博士はその後性ホルモンの化学構造を決定し、１９３９年にノーベル化学賞を受賞しています。また性誘因物質フェロモンの化学構造を決定したのもブーテナント博士です。

男性ホルモンの主なはたらき

従来から知られているはたらきとしては、まずは男性器の形成と発達です。そして筋肉増強をさせ、体毛を増加させ、声変わりをさせ、男性特有の身体をつくっていきます。また性欲の亢進も行います。

しかし、それだけではありません。男性ホルモンには、このような性的特徴機能だけでなく、いろいろなはたらきがあることが近年わかってきました。

たとえば認知機能の保全やうつ症状の抑制といった精神活動に関与したり、血管の弾力性の維持（動脈硬化の抑制）、コレステロールの抑制、肥満の抑制、骨粗しょう症予防など身体の健康維持にも広く関係しています。また、水素や酸素をすみやかに反応させたり、あるいはゆっくり反応させたりして、呼吸の速度を調節するはたらきも担っています。

アンチエイジングで注目される3大ホルモンのはたらき

テストステロン以外にも、男性が若々しく、元気でいるために必要とされているホルモンがあります。ここでは、その主だったものを3つ挙げておきましょう。

これらはすべて20歳くらいで分泌のピークを迎え、加齢とともに落ちていきますが、食生活に注意し、運動を定期的に取り入れ、睡眠を大切にするなど生活習慣を見直すことで、その低下を少なくすることが可能です。

❶成長ホルモン

幼・少年期に大量に放出されて、身体の成長を促し助けるホルモンです。大人にとって成長ホルモンは、正常なエネルギー代謝や精神系の活動、たんぱく質代謝、脂質代謝、免疫機能の維持などに重要です。

成長ホルモンが分泌されにくくなると、体脂肪の増加、筋肉重量の低下、骨密度の減少、気力や性欲の低下、コレステロール代謝の悪化、免疫機能の低下、運動能力の低下、記憶力・認識力の低下などつらいことが起こってきます。詳しくは「成長ホルモンとアンチエイジングの深い関係」（51ページ）をご覧ください。

❷メラトニン

睡眠と覚醒（昼と夜）のサイクルをコントロールするホルモンで、中高年以降の睡眠障害（寝つけない、眠りが浅い）はメラトニンの低下が大きく関与しています。また睡眠のリズム、睡眠の質に関与するばかりではなく、抗酸化作用、免疫力を増強させるはたらきがあります。

❸ DHEA

ホルモンの母ともいわれ、性ホルモンなどの放出を促します。DHEA（デヒドロエピアンドロステロン）を元に、男性ホルモン、女性ホルモン、たんぱく同化ホルモン、副腎皮質ホルモンなど、なんと50種類以上のホルモンがつくられます。これらはすべて健康の維持や脂肪の燃焼、筋肉の維持、また、性ホルモンの安定維持、老化の防止、ミネラルバランスの維持といった重要なはたらきをするホルモンです。最近では成人糖尿病の発病予防にもDHEAが関係することが知られています。

男性の元気な長寿者はこのDHEAの数値が特に高い人が多いとされています。男性には要注目のホルモンです。

05 ◉ 男性ホルモンはどうやって測る？

ところで、男性ホルモン（テストステロン）の量はどうやって測るのでしょう？

ホルモンの命名者はイギリスの生理学者スターリング。語源はギリシャ語の「ホルマオ」＝「刺激する」という意味に由来しています。ホルモンに関する研究は１８００年代後半からスタートしていますが、１９２０年代にホルモンを尿から抽出する技術が確立されました。けれどもそれは1日分の尿を必要とする大がかりな抽出法でした。その後、少量の血液採取によって簡単に測定されるようになり、世界的にホルモンがにわかに身近なものになったのです。

とはいってもテストステロンは血液中でたんぱく質と結合しているため、実際にはたらいている、つまり活性化しているのは全体の3割程度です。つまり血液中のテストステロンの全体量を測っても意味がないのです。この活性化したテストステロンは遊離テストステロンと呼ばれますが、遊離テストステロンの正確な値を血液から測定するには、実はかなりの手間と費用がかかります。また、現在の日本の保険では簡便な血液測定法を採用していますが、これには正確性に問題があり、国際的なデータとして通用しません。日本で男性ホルモンの臨床医学が非常に遅れた大きな理由のひとつは、このような「データの非国際性」であると、帝京大学医学部主任教授の堀江重郎先生はおっしゃっています。

そして最近、唾液で男性ホルモンを測る検査キットが開発されました。唾液中のテストステロンは安定していて常温保存でも1、2日は問題なく、血を採るという医療行為の必要性もありません。しかも実際にはたらいているテストステロンの量をより正確に測ることができるという、いいことずくめの検査法です。

ただし今はまだ測定する機関が少ないのが難点です。唾液中のテストステロン測定に興味のある方は日本メンズヘルス医学会に問い合わせるといいでしょう。

06 ◉ 加齢のメカニズムを知る

人間の肉体は年を重ねるにつれ、徐々に変化していきます。

まず細胞が活性酸素の影響を受け、徐々に酸化、つまり体が錆びついていきます（鉄が錆びるようなイメージです）。詳しくいえば、体内で発生する活性酸素が、酸素から運動エネルギーをつくるという大切なはたらきをするミトコンドリアや細胞膜、細胞核などを傷つけ、細胞の数を減少させ、組織を壊していくのです。

不況の今、精神的ストレスはもちろんですが、社会には放射線、電磁波、紫外線、喫煙、大気・水質汚染、食品添加物といった、様々な活性酸素を発生させる要因がたくさんあります。

次に20歳を過ぎたころから、いろいろなホルモンの分泌が低下しはじめます。そして40歳に近づくと、その低下のカーブが急激になってきます。40歳を過ぎると衰えを感じる人が多いのは、そのためです。そもそも人間の身体が「成長」から「老化」に切り替わるときの、いちばん重要な変化は、成長ホルモン、メラトニン、DHEA、男性ホルモン、女性ホルモン、インスリン様成長因子など、若さと健康を保つために必要なホルモンの分泌が大きく減少することです。

そして以下の現象が起こってきます。

●エネルギーの低下
●運動能力や筋力の弱体化
●性的ときめきや、精力の低下
●意欲・精神的な鋭さの低下
●視覚能力の低下
●除脂肪筋肉量の減少
●骨粗しょう症の進行
●皮膚のツヤ・ハリや柔軟性の低下

次項で詳しくお話ししますが、このとき男性ホルモンと女性ホルモンの減少の動きに大きな違いがみられます。それが男と女の加齢が決定的に違う理由です。

筋肉は50歳を過ぎると一気に失われていく

筋肉は、大人の身体ができあがる20歳前後には身体の40％を占めますが、それから毎年1％ずつの割合で減っていきます。筋肉の低下の原因は、加齢によりホルモンが減少するためだけではなく、年齢とともに筋肉を使う機会が少なくなるからです。とりわけ上半身の筋肉に比べ、下半身の筋肉が先に落ちていきます。「老化は足腰から」というわけです。そして50歳を過ぎると筋肉の失われるスピードが一気に加速し、脂肪が筋肉に取って代わろうとします。中年男性のメタボリックシンドロームが話題ですが、肥満は細胞の酸化を助長するなど、老化を早める一大要因です。

こうした影響下で細胞は変化をしていき、脳、各種内臓器官、眼、鼻、耳などの身体全体が、悲しいかな、徐々に老化していくのです。

07 ◉ 男性の加齢による変化は個体差が大きい

男女の加齢の差がはっきりあらわれるのは、その性ホルモンの減少パターンの違いです。

女性の場合、数年の前後差はありますが、だいたい20歳近くで女性ホルモン分泌量がピークを迎えます。その後35歳を過ぎるころまでは少しずつの減少にとどまりますが、37〜38歳になると、分泌量は明らかに一段階落ちます。子宮の機能が落ちた証です（妊娠しにくくなります）。その後は減少カーブが次第に大きくなり、51歳（日本の女性の平均閉経年齢、世界中ほとんど同じ）で閉経を迎えます。その下降度はすさまじく、まさに奈落の底に落ちるように、一直線に落ちていくのです。そして女性であるにもかかわらず、男性が持っている女性ホルモンの半分の量しかなくなってしまいます。これはすべての女性に起こる厳しい現実です。

女性ホルモンは生命をつくりだすことのできる最強のホルモンです。女性の身体のありとあらゆるところを守っています。それを一瞬のうちに失うのですから、閉経が女性の身体に強烈なダメージを与えるということを、この際、男性のみなさんにぜひとも理解していただきたいと思います。人生の後半生が長くなった今、パートナーのエイジング、つまり相手の老化の仕方の違いについて正しい知識を持っておくことは、人間としてのやさしさを生みだす第一歩だからです。

40代の生活習慣によって男性ホルモンは大きく変動する

でも男性は違います。10代の後半に男性ホルモンのピークを迎え、年齢とともに少しずつ減っていくというパターンもあれば、30代後半にもかかわらずガクッと減少して、若年性のEDやうつになってしまうパターンもあります。そうかと思うと、90歳になってもホルモンの減少があまりなく現役バリバリという人もいます。

また若いときには男性ホルモン値が高かったのに中年になり一気に減少したタイプの人

資料１　男性ホルモン量には個体差がある

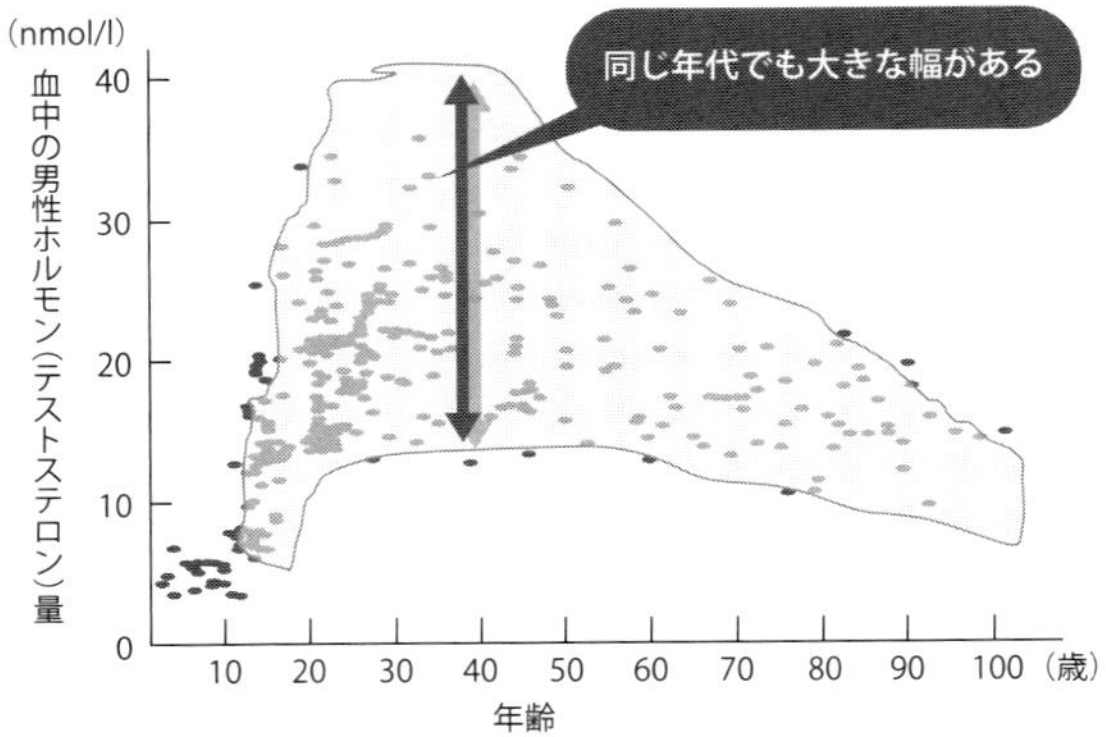

堀江重郎『ホルモン力が人生を変える』P20より

と、若いときは男性ホルモン値が低くてもそれ以降は低いなりの値を保っている人とを比べると、実際の男性ホルモンの値は前者のほうが高かったとしても、前者の方に、より強く喪失感があらわれるというケースもあります。このように、男性の加齢による変化は、まさに個体差によるのです。

また、男性ホルモン値は生まれつきのものだけではありません。身体の変わりめになる40代の生活習慣が、減少のパターンに大きな影響を与えます。メタボリックシンドロームはまさに男性ホルモンを減少させる一大要因です。

08 ◉ 男の更年期は40歳から？

男性ホルモンが減ったからといって、全員が更年期症状になるわけではありませんが、洋の東西を問わず、男性は40歳くらいで調子が悪くなることは昔から経験的に知られていました。

男性更年期が広く世界に認知されたのは2000年2月にジュネーブで開かれた国際会議からですが、現在、男性更年期の始まりは一般に40歳から55歳の間とされています。ただ女性の更年期症状と同じように、症状がバラエティに富んでいるうえ、閉経のようにはっきりしたきっかけがないので、症状の原因を特定するのが難しく、いろいろな病院を回るということも少なくありません。

次に紹介するのは、米国の男性心理学のスペシャリスト、ジェド・ダイアモンドによる男性更年期の主な徴候です。気になるものはないか、チェックしてみてください。

男性更年期の主な特徴

肉体的徴候：

- 前の晩に飲んだお酒が残るようになる
- 怪我や病気から回復するのに時間がかかる
- 肉体活動に粘りがなくなる
- 体重が増える
- 手足がしびれる

精神的徴候：

- 怒りっぽくなる
- 優柔不断になる
- 得体の知れない不安感に襲われる
- 自信や喜びの喪失
- 集中するのが難しい
- 孤独感
- 人生の方向や目的がわからなくなる

性的徴候：

- セックスに対する興味が減退する
- セックスへの不安や恐れが増大
- パートナー以外とのセックスを夢想する回数が増える
- ＥＤ
- 射精の勢いがなくなる
- オーガズムの低下

❢怒りっぽいと言われるようになったら要注意

男性更年期の特徴としては、精神症状が強く出やすく、「うつ」が50%、「手足のしびれ」が40%といわれています。性機能の問題を自覚して医療機関に来る人は10%もいませんが、実際にカウンセリングをするとほぼ10人中10人に問題が生じているそうです。

また、男性の特徴として**「うつ」の支配的感情が「悲しみ」ではなく「怒り」であることが多い**ため、より本人は気づきにくいといわれています。

わたしの友人の夫も「楽しい人」だったのに、3年前、「すぐにカチンとくるイライラ男」に突然変身、更年期症状なのは明らかですが、プライドの生き物である男性は自分の更年期を認めない人が多く、今、その家は家族中がピリピリしています。

あなたはまわりから最近怒りやすくなったとか、怒ってばっかりいるなんて言われていませんか？

09 ◉ 男性更年期改善のための10カ条

それでは、男性の更年期を元気に乗りきっていくためにはどうすればいいのでしょうか？　個々については次章以降で詳しくお話ししてまいりますが、まずは以下の取り組みをお勧めします。

❶ 食事を見直す

カロリーは抑え目で、滋養の高い食事を目指します。男性ホルモンの原料であるコレステロールをほどよく摂ることができるよう、アミノ酸スコアの高い食品をバランスよく配合したメニューがいいでしょう。

❷ 運動をする

運動は男性ホルモン（テストステロン）を活性化させる効果があります。ストレッチ、有酸素運動（意識したウォーキング）、筋肉強化運動の3つで構成するのが理想的です。

❸サプリメントを飲む

食事の栄養面での補佐役として活用します。特にストレスと戦う抗酸化剤の補給が効果的です。

❹定期健診&アンチエイジングドッグを受ける

年に一度の健康チェック。余裕があれば自分の血管や筋肉などの加齢度がわかるアンチエイジングドッグを受けて、現在の自分の「健康の質」を客観的に確認します。

❺ホルモンチェックをしてみる

血液や唾液による男性ホルモンをはじめとする数種類のホルモン検査。その結果によりホルモン補充療法の選択を検討します。

❻ストレスマネジメントを心がける

男性更年期障害の克服において最も重要なことが「ストレスをためないこと」。ストレスを発散できる友人、趣味、スポーツ、地域活動、ライフワークなどを持つことで、楽しみや喜びを実感しましょう。また、専門家によるカウンセリングを受けてみるのも一案です。

❼男性グループに参加してみる

日本では男性グループはまだ少数ですが、「がん患者の会」などのように、同じ悩みを共有する男性たちとのネットワークづくりは、心の安定と最新情報の獲得に最適です。

❽適度な性生活を行う

キスしたり、抱きしめたり、いろいろな形で愛情表現を試みましょう。音楽、照明などロマンチックな環境づくりにも挑戦してみては？

❾質の良い睡眠をとる

しっかり休息することです。

❿禁煙&過度の飲酒を避ける

今のところ喫煙のメリットは見当たらず、デメリットは枚挙にいとまがありません。女性の立場からするとヤニで染まった黄色い歯と全身から立ち上るタバコ臭さは耐え難いものです。

ただし禁煙をする際、初期に太りやすくなるので食事に注意し、運動を組み入れることを忘れずに。

10 ◉ 日本男児は60代よりも、40〜50代の男性ホルモン値が低い

男性ホルモンの分泌にはピーク周期があります。男性専門医学の研究によると、次のようなことがいわれています。

①1時間に3〜4回変動する
②朝高く、夜低くなる
③月ごとの周期を持つ
④欧米では4月から10月まで上昇し、10月から4月まで下降するという報告もある
⑤年齢とともに日内変動の幅が小さくなってくる

これらの研究はまだ解明段階ではありますが、男性にもホルモン周期があり、それが人

格や性的関心、幸福感に深い影響を与えているということは確かなようです。

強いストレスが男性機能に支障をもたらす

ところで帝京大学医学部主任教授の堀江重郎先生の研究室では、男性を20～30代／40～50代／60代の3グループに分けて、唾液から男性ホルモンを測定しました。男性ホルモンは加齢とともに減少するのですが、今回の測定では40～50代の男性のほうが60代の男性よりも男性ホルモン値が低いという意外な結果が出たのです。

堀江先生はこの理由を過度のストレスのためと説明しています。そういえば、日本では他の世代の男女に比べ、50代男性の幸福感が極端に低いというアンケート記事を、わたしも読んだことがあります。

中間管理職の重圧と若さを失う空しさ、親の介護と家庭での居場所のなさなど、**40～50代の男性は男性ホルモンが出なくなってしまう要因を最もかかえているのでしょう。**しかも金融危機以降の社会ストレスの増大ははかりしれません。

資料２　年代別の唾液中テストステロン値

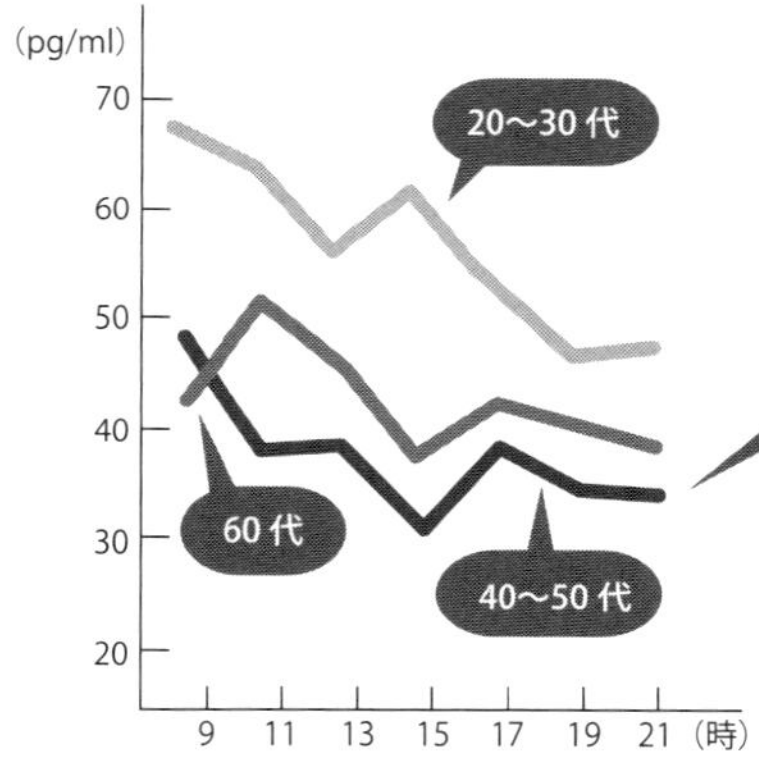
40〜50代は60代より低い人が多い

堀江重郎『ホルモン力が人生を変える』P103より

男性ホルモンは本来、セックスをしたり、食事をしたり、楽しいことをすると優位になる副交感神経に支配されています。ところが強いストレスがかかった状態が続くと交感神経が優位になり、脳は「テストステロンを出すな」という指令を送ります。するとストレスホルモンの「コルチゾール」が増え、抑うつ状態を起こしやすくなります。

また男性の勃起には副交感神経の活性化が必要なので、交感神経が優位になるとＥＤなども起こりやすくなります。

11 ◉ 男性は、女性よりも女性ホルモンを持っている?!

女性が一生に出す女性ホルモンの量は、実はティースプーン1杯程度でしかありません。また女性も男性ホルモンをつくっていますが、その量はなんと女性ホルモンの10倍以上といわれています。何だか可笑しいですね。

そして意外かもしれませんが、男性も女性ホルモンをつくっています。通常は女性の半分の量ですが、**閉経後の女性と比較すれば、女性の2倍の女性ホルモンを持っていることになります。**

女性の場合、男性ホルモン値を高くすると性欲が強くなるといわれています。わたしがエグゼクティブ・プロデューサーを務めるアンチエイジングの「AACクリニック銀座」でも、年下の男性と結婚した50代の女性が旦那様の性欲に合わせるため、DHEAサプリを飲むなど男性ホルモン値を高めるアプローチに励んだということがありました。

余談ですが、女性ホルモンの重要なはたらきのひとつに、「カルシウムが骨から水に溶け出すのを防ぐ」というものがあります。閉経以降、極端な女性ホルモンの減少を迎える女性は、カルシウムが骨から水に溶け出すことを防げなくなります。そのため骨粗しょう症になりやすく、最晩年は骨折、寝たきり、認知症というプロセスを踏む人が多くなります。ですから、骨粗しょう症を防ぐには、若いときから骨密度を十分に上げておくことが大切です。お嬢さんが無理なダイエットをしていたら大変！　論理的に、科学的に説明してあげてください。

一方、男性は、晩年、女性の2倍の女性ホルモンを持っているので、骨からカルシウムが溶け出しにくく、骨が丈夫です。男性が晩年寝たきりになる原因は骨折ではなく、中年期の不摂生のツケが脳梗塞、心筋梗塞として70歳以降にあらわれるためです。

骨の強い男性は、プロスキーヤー三浦雄一郎さんのお父様の敬三さんのように、99歳でアルプスをスキーするということも可能です。このように骨が丈夫な男性は、女性よりも高いＱＯＬを最晩年に実現できる可能性が高いといえるかもしれません。

12 ◉ 「男は女よりも短命」は本当？

現在の日本人の平均寿命は、女性が86歳、男性が79歳です。世界的に見ても、男性のほうが寿命の長い国はありません。それは生物学的にも、社会学的にも、男性は淘汰される運命にあるからです。

そもそも哺乳類は、妊娠直後の受精卵の段階でオス対メスが170：100ですが、実際に生まれてくる赤ちゃんは106：100になります。幼児期の死亡率はオスのほうが高いので、青年期になると男女の比率はほぼ同じになります。人間の子どもは最近死なないので、青年期になっても106：100の比率が変わらず、男が大量に売れ残る時代に突入したという説もあります。

これはアメリカのデータですが、悲惨なことに男性は大人になると女性の2倍の割合で不慮の事故で死亡し、3倍の割合で、自殺したり殺されたりします。

最近では女性もいろいろな職場に進出していますが、工事現場の作業員やトラックの運転手といった肉体労働はまだまだ男性が中心の仕事です。ですからハシゴから落ちたり、機械に巻き込まれたりといった労働災害による死者の数は、女性の25倍にものぼります。その結果、１００歳の時点での男女比は何と１６：１００になってしまうのだそうです。

アメリカの男性健康学の専門家アーロン・キプニス博士によると、

●暴行による犠牲者の70％が男性
●殺人犯の80％が男性
●ホームレスの85％が男性
●エイズ感染者のの90％が男性
●仕事で命を落とす人の95％が男性
●監獄にいる人の95％が男性

だそうです。なんと男性の人生はつらく、危ういのでしょうか！

男性が短命な理由はたくさんある

また、男性が女性に比べ短命な理由は他にもあるようです。

- セルフケアの意識が相対的に低い
- 食生活に対する知識、意識が低い
- 中年太り（メタボ）
- 運動不足
- お酒の飲みすぎ
- リスクを強いられる場合が多い（仕事やスポーツなどで）
- 暴力的なことに接する機会が多い
- サポート団体や組織が少ない
- 仕事からのプレッシャーが多い

これらの要素が複雑に絡み合った結果、「男は女よりも病気がちで短命」という運命を背負わなければならなくなるのです。

13 ◉ 成長ホルモンとアンチエイジングの深い関係

「アンチエイジング」は、ごく最近までこの世に存在しなかった言葉です。

1990年7月5日、世界で最も権威ある医学雑誌「ニューイングランド・ジャーナル・オブ・メディスン」にウィスコンシン医科大学のダニエル・ラドマン博士が、医学史上に残る論文を発表しました。

それは61歳から81歳までの男性12名に対して成長ホルモン注射を6ヶ月間打ち、その効果を同年齢の対象グループと比較するというものでした。成長ホルモン注射を受けた人々は、食事療法や運動をしなかったにもかかわらず、平均して筋肉が8・8%増え、脂肪が14%減りました。また薄くなっていた肌も厚みと強度を増し、脊椎の腰骨部分が増えました。肥満して、もろくなっていた高齢者の肉体が、明らかに若返ったのです。

ラドマン博士は権威ある保守的な医学雑誌の中で大胆に「ヒト成長ホルモンの6ヶ月投

与が除脂肪体重と脂肪組織に及ぼした効果は、10年ないし20年間の老化過程で生じる変化に匹敵するほどの規模であった」と報告し、この論文は世界各国の新聞に大きく取り上げられると同時に医学界に大きな衝撃を与えました。

これまでは、科学の力で老化の速度を多少遅くすることはできても、それ以上は無理――そう思っていた医師たちも、もしかしたら時計の針を逆方向に進ませること、つまり若返りが可能かもしれないと考えはじめたのです。そこで「ANTI-AGING」つまり「抗加齢」という造語が生まれました。

その後、世界中の医学誌には成長ホルモン治療法の効果を語った医学論文が溢れました。成長ホルモン補充による効果として、体脂肪の減少、筋肉の増加、活力の向上、性的能力の改善、生体器官の再成長、免疫機能の回復、骨の強化、血中コレステロール値と血圧の低下、傷口の早期治癒、皮膚の強度となめらかさの回復、毛髪の再生、視力の回復、気分の高揚、認識能力の改善など、実に様々な効果を列挙しました。まさに夢のホルモンというわけです。

けれども、成長ホルモンさえ補充すればすべてが解決するというほど現実は甘くはなく、副作用の問題もあり、その後ブームは過ぎ去りました。現在では慎重に判断がなされるようになっていますが、アメリカ食品医薬品局（FDA）では成長ホルモンが欠乏している成人患者に対して成長ホルモン補充療法を用いることを承認しています。日本でも日本抗加齢医学会の認定医のライセンスを持つなど、熟練した医師の監督の下で成長ホルモンの補充を受けることは可能です。

いずれにせよ、アンチエイジングは成長ホルモンからスタートしたということがお分かりいただけたかと思います。

14 ◉ ホルモン補充療法とは?

男性ホルモン補充療法をご存じですか?

これまでお話ししてきたように、加齢などによるホルモンの低下から様々な不定愁訴が起こり得ますが、それを改善するひとつの治療方法として、失われたホルモンを補充しようというのが「男性ホルモン補充療法」です。日本ではまだまだ認知度が低いものの、女性の場合は更年期治療の選択肢として、ここ数年急速に普及してきました。

男性ホルモン補充療法のメリットとしては、左図のようなものが挙げられます。

一方で、いくつかの問題点も指摘されています。

まず、ニキビが出ることがあります。また睡眠時無呼吸症候群の人は悪化するおそれがあるとされていますから、男性ホルモン補充をする前に、まずそちらを治療する必要があ

男性ホルモン補充療法のメリット

○身体の痛みがとれる
○やる気や集中力が増す
○疲れやだるさが改善する
○ほてりが収まる
○深く眠れる
○骨密度が上がる
○うつ症状が改善する
○筋肉が増え、脂肪が減る
○性欲が戻る
○気分が安定する
○脳が活性化する

ります。

次に、人工的に体内の男性ホルモン量を上げると、脳が「男性ホルモンをつくれ」という命令を精巣に出さなくなります。ということは精巣のはたらきが弱まりますので、精巣自体が萎縮する（小さくなる）ことも起こり得ます。このようなネガティブ・フィードバックにも注意しなければなりません。

前立腺肥大に対する懸念もあります。ただし前立腺の大きさとホルモン量は比例します。前立腺が大きくて男性ホルモンが少ない人はまずいないので、心配はないでしょう。また、前立腺の大きさと尿の出方は必ずしも関係しないことも知っておいてください。

前立腺がんを懸念する人は多いと思いますが、危険因子になるかは、今のところはっきりとした結論が出ていません。そして現在のところ実際に男性ホルモン補充を受けて前立腺がんになった人はきわめて少ないといえます。また悪性度の高い前立腺がんが起こりやすい人は男性ホルモン値が低いという報告もあります。

ただ善玉、悪玉両方のコレステロール値を下げる可能性があるので、心臓に問題のある人はより頻繁にチェックを行いましょう。

男性ホルモン補充療法の歴史

男性ホルモン補充についての最初の研究は1944年アメリカの著名な二人の医師、カール・G・ヘラー医師とゴードン・b・メイヤー医師によって「男性更年期――その症状と診断法と治療法」という題で学会誌に発表されました。

その中にはホルモン補充によって20名に起こっていた数々の不定愁訴が2週間で軽減し、性欲の減退も改善されたとあります。

男性ホルモン補充療法についての研究はアメリカで始まりましたが、その後は主にヨーロッパの医師によって行われてきました。けれども90年代になりアメリカでアンチエイジング医療が注目されるなか、数々のホルモンのはたらきが解明され、その補充の重要性が説かれると、一気に認知を得て、2000年には100万件、2003年には200万件の男性ホルモン補充が行われています。

男性ホルモン補充療法の世界的権威の一人であるイギリスのマルコム・キャルサーズ医

師は「男性ホルモン補充は男性更年期を予防したり、治療したりするためのひとつの手段にすぎません。これですべてが解決するわけではないのです。ストレス管理、食事、睡眠、運動などと組み合わせて取り組むことがとても大切です」と言っています。

日本における男性ホルモン補充療法の現在

日本では現在約2万人が男性ホルモン補充を行っていますが、この数字はアメリカ、ヨーロッパはもちろん、アジアの中でも極端に少ないものです。

というのは、日本ではホルモン補充に対する認識が非常に低いだけでなく、薬の選択肢が極端に少ないためです。

現在、日本で保険が適用されるは注射による補充のみです。毎回病院に行かねばならず、注射を打って1～2週間は効いていますが（3日目くらいが最高濃度）、次の来院時までには下がってしまいます。それに比べ外国には注射、錠剤、貼り薬、クリーム、ジェルなどがあり、生活スタイルや好みによってチョイスができます。

日本でも最近「テストステロン・ゲル」を自費扱いで処方してくれるところが出てきました。ゲルは症状に応じて毎日塗ったり、必要なときだけ塗るといった方法を選べるだけでなく、経皮吸収なので肝臓に負担をかけません。何より、いちいち病院に行かなくてもいいのがメリットで、しかも血中濃度が安定しています。男性ホルモン補充治療の負担がぐっと軽減されます。

いずれにせよ、症状の改善を数値の変化で確認しながら、専門医と相談していく必要があります。

15 ◉「〇〇は遺伝だから仕方ない……」？ そんなことはありません！

わたしたちはＤＮＡの申し子です。生を受けたときに組み込まれた遺伝子プログラムによってわたしたちの未来は決定されます。

ところがそれでは説明のつかない、従来の遺伝学では扱えない現象がわたしたちの身近では実は起こっています。

たとえば一卵性双生児の男性が50歳になったとき、二人は全く同じ遺伝子を持っているにもかかわらず、見た目も、生き方も大きく違っています。一人は非常に若々しく、一人はシワだらけのように……。その原因は二人の育つ環境や生活習慣が違うと、遺伝子そのものではなく、遺伝子の読み取り方（遺伝子発現を活性化したり、不活性化したりする）に違いが生じるからです。

これを生物学では、epi（後成的）とgenetics（遺伝学）という二つの言葉を結合させた造語でエピジェネティクスと呼んでいます。**エピジェネティクスは、いま最も注目を浴びている分野のひとつです。**

一方、アンチエイジング医学では、遺伝子判断技術の進歩による予測医学が注目を浴びています。従来の病気をなおす「治療医学」から、病気にならないようにする「予防医学」、そして病気の可能性を予測する「予測医学」というわけです。その先端が遺伝子検査によるリスク判定です。

現在のところ遺伝子検査で、糖尿病、高血圧、肥満、骨やアルコールの代謝、脳出血、心筋梗塞、脳梗塞、クモ膜下出血、慢性腎疾患、動脈硬化、悪性腫瘍など数十種類の疾患について遺伝的リスク＝なりやすい可能性が判定できます。

ただしエピジェネティクスが示すように、遺伝子は生活習慣や環境で、発現を活性化したり、不活性化したりします。その割合は遺伝子30％、生活習慣＆環境70％と考えられていて、後者がはるかに大きいのです。

つまり生活習慣は遺伝子に勝つ？　というより、**若いときにあなたよりカッコよかったライバルに、年をとってからは知性と努力で勝てる可能性は十分にあるということです。**

もし資金に多少の余裕があったなら、傾向と対策の精度を上げるためにも、最先端の遺伝子検査を受けてみてはいかがでしょうか。

2

［各論 I］

メタボ対策とトレーニング

16 ◉ メタボ男は男性ホルモンが少ない

日本の男性はこの20年間、太り続けています。今や3人に1人は小デブです。特に50代の男性においては、予備軍も含めると実に50％、つまり2人に1人がメタボリックシンドローム、内臓脂肪を120㎠以上持っています。

意外に思われるかもしれませんが、わたしの講演対象はこれまで男性が大半を占めていました。そのうちの多くは企業経営者の方々でしたから、やはりトップというのは自己管理ができるということなのでしょう。そして、わたしの講演を聴きたいと思う方々ですから、かなり高い健康意識をお持ちなのか、太った方は皆無といっていいほどでした。ですから、日本の男性の2人に1人がメタボ予備軍という現状を、わたしはなかなか実感できません。

それはさておき、アメリカのカリフォルニアやボストンで行われた疫学調査から、メタボの男性は男性ホルモン（テストステロン）値が低いことがわかっています。確かに肥満は男性ホルモン値を下げますが、反対にいえば、**人は加齢すると筋肉をつくったり、内臓脂肪を抑えたりするはたらきのある男性ホルモンが減少するので、中高年男性は放っておくと皆太ってしまう**というわけです。実際、男性ホルモン値の低い人に男性ホルモンを補充すると筋肉が増え、体脂肪が減ります。

メタボ対策のひとつは運動ですが、運動は脂肪を燃焼させるだけでなく、そのはたらきを加速させる男性ホルモン自体を増やします。特にダンベル運動やスクワットなどのレジスタンス運動は男性の筋肉維持、強化に最適ですので、ぜひ取り入れてください。

メタボになると脳卒中や心筋梗塞の発症率が約3倍、糖尿病の発症率は約9倍になるといわれています。糖尿病は全身の血管と神経にダメージを与えるため、EDに関しても、糖尿病でない人の約3倍になり、リビドー（性的衝動）の低下や射精未達も起こりやすくなります。

男の活力の低下は、太ることから始まるといっていいかもしれません。

17 ◉ 体重と老化には密接な関係がある

思春期を過ぎ、大人の身体ができあがるのは、おおよそ20歳前後です。そして体力も20代半ばごろがピークになり、その時点で（個人差はありますが）筋肉が体重比で身体のおよそ45％を占めています。そこを頂点として、だいたい年1％の割合で身体の筋肉量が落ちていきます。その原因としては、社会人になり身体を動かす機会が減るためです。

筋肉は落ちていきますが、25歳を過ぎたころから、反対に年1キロの割合で体重は増えていきます。40歳になると、若い頃に比べて体重が10キロ以上増えているという男性は少なくありません。特に30代半ばを過ぎると、男性ホルモンの分泌量が徐々に落ちてきます。これも筋肉量を落とし、脂肪が身体につきやすくなる大きな原因です。

筋肉は、車がアイドリングしているように、動かさなくても脂肪を燃やし、カロリーを消費させます。筋肉が1キロ減るということは、消費カロリーが無意識のうちに1日50キロカロリー減ることを意味し、その分が余って脂肪になります。1年間では1万8250キロカロリーになり、これは体脂肪に直すと2・5キロに相当します。**つまり筋肉が1キロ減ると、脂肪が2・5キロつくのです。**

体重が増えるとなぜ問題なのか

昨今メタボリックシンドロームが注目を集めましたが、日本の男性はこうして、20年のあいだ太り続けています。体重が増えすぎると、次のような問題に直面します。

①見た目がわるい
②内臓や関節に余分な負担をかける
③コレステロールが上昇する
④正常細胞をがん化させる可能性が高くなる（大腸など）
⑤歯周病になりやすい（重度肥満の場合、平均の8・6倍〈九州大学研究調査結果〉

⑥動脈硬化抑制能力の高いアディポネクチンが出にくくなる

特に⑥は要注意です。「人は血管とともに老いる」といわれるように、動脈硬化は老化の根源だからです。

動脈硬化は血管の内径の狭いものから、その影響を受けます。心臓の動脈や頸動脈の2分の1から8分の1の細さしかない陰茎動脈は動脈硬化の影響を真っ先に受けるところです。男性特有のED症状が血管のバロメーター、最初に気づく生活習慣病といわれる所以です。

このように体重と老化には、密接な関係があるのです。

18 ◉ 砂糖を食べて痩せよう

砂糖は、「健康に害のあるもの」というと真っ先に挙げられる、いわば悪役です。あなたもなるべく摂らないほうがいいと思っていませんか？

ところが2008年6月に東京国際フォーラムで開かれた日本抗加齢医学会総会で、静岡県立大学が砂糖に関して驚くべきデータを発表しました。「65歳以上の女性を除いては、ショ糖と体重および腹部内臓脂肪面積には負の傾向が見られ、少なくとも正の相関関係はないことが分かった」。これは9000人以上という、日本でのサンプリング数としてはかなり大人数の研究結果です。つまり「**日常生活で砂糖を多く摂っている人のほうが痩せていて、お腹の脂肪も少ない**」というわけで、一般概念とは正反対の報告でした。

また浜松医科大学名誉教授の高田明和先生は「砂糖は他に比べてカロリーが高いというイメージだが、米、そば粉や小麦粉と変わらないし、いま話題のGI（グリセミック・インデックス）においてもパンやポテトなどのでんぷん製品より低い。なぜ砂糖だけが特別に敵視されるか分からない」とおっしゃっています。

糖質の摂取を減らすと、脳にエネルギーがいかない

昨今〝脳トレ〟が大流行ですが、ブドウ糖は脳にとっての唯一のエネルギー源です。1963年倹約遺伝子の仮説を唱えたアメリカのJ・V・ニール博士は痩せ型の糖尿病のパターンを次のように解説しています。

曰く、たんぱく質も脂質もミネラルもビタミンも、脳にとっては栄養にならない。だから、むやみに糖質の摂取をカットすると、脳がはたらかなくなる。体重70キロの人に必要なブドウ糖の量は90グラム。これを減らしたら、脳にエネルギーがいかない。わたしたちがブドウ糖を過度に制限すると、脳は自分のブドウ糖を確保するべく、全身の細胞がブドウ糖を取り込めないよう、細胞がインスリンに反応しないような指令をだす、と。

また脳の栄養となるのは、肝臓に貯蔵されるブドウ糖だけです。しかも肝臓は一度に60

グラム程度しかブドウ糖を貯蔵できません。脳を常に活性化するには、毎回の食事で糖質を供給することが必要です。

さらには、砂糖は脳を活性化するだけでなく、心を癒してくれるという大切なはたらきをします。心が満たされれば、バカ食いをしたりしないようになります。人間の健康は、栄養学の数値だけでは決定されないのです。

映画『スーパーサイズ・ミー』のように、毎食ビッグマックを食べれば、身体に悪いのは当たりまえ。でも月に数回食べたところで、日頃の食事でトータルにバランスをとっていれば、なんら問題にはなりません。もちろん砂糖も同じで、むやみに摂りすぎてはいけないことは言うまでもありませんが、かといって、むやみに断つことはないのです。大事なのはバランス感覚です。

19 ◉ 最後は小太りが一番？

日本抗加齢医学会でも注目される長寿実現の手法に、「**カロリーリストリクション**」があります。ここ数年で劇的に解明が進んだ「長寿遺伝子」のスイッチをオンにするには、たんぱく質、脂質、炭水化物、ビタミン、ミネラルといった栄養バランスを保ちつつ、総摂取カロリーだけを通常の70％に減らすのがよいというものです。

この食生活を続けるとかなり痩せた感じになります。ショウジョウバエやラット、赤毛猿で確認され、人間にも当てはまるのではないかと、２００８年9月には「カロリスジャパン」という会も発足しました。

けれども、痩せていればいいというわけでもありません。現実に死亡率が最も低い男性のＢＭＩ値は25〜30、すなわち「やや太り気味」の男性が最も長生きしているのです。

痩せている人のほうが死亡する危険率が高い

最近では、厚生労働省研究班が、成人後に体重が増えた人よりも、減った人のほうが、中高年での死亡リスクが高いという研究結果を発表しました。また、斉藤功・愛媛大学大学院准教授が13年間にわたり岩手、秋田、長野など10都府県の40―69歳の男女約9万人を追跡調査した研究があります。斉藤先生は彼らを20歳のころと比べて体重が「5キロ以上減少」「5キロ以上増加」「変わらない（増減5キロ未満）」の3グループに分類し、何らかの原因で死亡するリスクとの関連を調べたところ、追跡期間中に死亡したのは計6494人でしたが、男性の場合、体重が減ったグループの死亡リスクは、変わらなかったグループの1・44倍でした。逆に、増えたグループの死亡リスクは0・89倍と小さくなっていたそうです。

また、ランセットやニューイングランド・ジャーナル・オブ・メディスンのような世界的に権威のある臨床医学雑誌にも「痩せている人のほうが、多少太っている人よりも死亡する危険率が高い」という調査結果が発表されています。

動物実験でカロリーリストリクションを行う場合は、あくまで感染の危険性がない無菌環境ですから、人間が普通に生活している環境とは決定的に違います。人間の生活において病魔に冒されるなどのマイナス要因が発生した場合、病魔と闘う備蓄エネルギーが絶対的に足りないほど痩せているというのでは問題です。長寿遺伝子も活性酸素も、理論上では理解されても、人間生活に当てはまるかはまだまだ疑問です。

また、過激なダイエットを繰り返す人、つまり大幅な体重の増減を繰り返し経験する人は死亡率がとても高いことが分かっています。これはその人の長期にわたる生活習慣全体の乱れがもたらす結果ともいえます。

いずれにしても筋肉は脂肪よりも20％程度比重が重いので、筋肉のある身体は当然重くなります。同じ体重でも、脂肪で身体が重い「小太りおじさん」ではなく、年齢を重ねても胸板が厚く、強い四肢を持った「がっしり男」を目指しましょう！

20 ◉ あごに肉をつけない体操［実践編］

カッコいい男性を女性がイメージする場合、その絶対条件が「首まわりがすっきり、シャープで、ワイシャツからあごの肉がはみ出していない男」です。これは女性のDNAに書き込まれた情報だからです。なぜならば、男性のあごの周りがスッキリしているということは、その人は無呼吸ではないので、EDの可能性が極めて低い——つまり子孫を残せる確率が高いということだからです（55「いびきとEDの関係」参照）。

たとえば中年を過ぎても色っぽいといわれる三國連太郎（80歳を過ぎています！）、山崎努、岩城滉一、舘ひろし、原田芳雄……彼らは年齢を重ねても、あごに肉がついていません。彼らが横を向いたとき、顎関節の形が鋭角的に見えるのが分かります。

ところが、かつて二枚目俳優だった三浦友和や神田正輝らは、だんだん丸顔になっていきます。そうなると「良い人」の役はまわってきても、色っぽい役にはお声がかかりません。

往年の外国人スターとしては80歳を過ぎて死ぬまでハンサムで、実生活でも超のつくプレイボーイだったケイリー・グラントが「シャープなアゴのライン」を持ち続けた代表です。彼は世界一の美女、世界一の金持ちといわれた女性たちとなんと8回も結婚しましたが、亡くなるまで一貫して「四角い鋭角な顔立ち」をキープした男性でした。

あごのラインをシャープに保つ

それでは、あごのラインをシャープにする運動です。全身運動にぜひ加えてください。細胞と細胞の間にある余分な水分や老廃物など体内で不要になったものを流しているのがリンパ液で、その液を溜める場所がリンパ節です。あごや首のまわりにあるリンパ液をマッサージによって積極的にリンパ節に誘導するのがこの運動です。

①あごを上に突き出して、首の前側を思い切り伸ばす
②あごの下に左右親指以外の指4本をあて、鎖骨のところにあるリンパ節に向かって、首のリンパ液を流し落としていく

この運動を、1日必ず10回やるようにしましょう。また、

①あごを上下から親指と人差し指で挟む
②あごの中央から耳の後ろにあるリンパ節に向かって右手で右耳、左手で左耳方向にあごのリンパ液を流し上げていく

この運動も、毎日必ず10回行います。ただしこれら2つの運動を同時に行う必要はありません。思い立ったときにやってみてください。

21 ◉ ストレッチで若々しい姿勢を維持する

筋力トレーニングや有酸素運動と並行して組み入れたいのが、ストレッチトレーニングです。

筋肉は動かさないと硬くなることはご存じだと思いますが、筋力トレーニングや有酸素運動で筋肉を増やしていく過程でも筋繊維は短く、硬くなりがちです。緊張して硬くなった筋肉は血液循環を妨げ、慢性的な酸素不足を起こし、老廃物が蓄積し、痛みや疲労を感じさせるだけでなく、怪我を誘発しやすくなります。

ストレッチとは「伸ばす」という意味ですが、厳密には筋肉は伸びません。筋肉が硬くなった状態とは、酸素と栄養素の欠乏で縮んだ筋肉が十分に元に戻れない状態です。それを元に戻す行為がストレッチです。

ストレッチする際に気をつけること

まず大切なことは、**反動をつけないこと。**息をゆっくり吐きながら、伸ばして心地よいという程度のところで20~30秒（自分で筋肉がゆるんだことを実感できる時間）静止します。その間の呼吸はゆっくり自然にしてください。体温の上昇が十分でないうちにやったり、伸ばしすぎると筋繊維を痛めたり、切ったりすることもあるので、ストレッチの前は必ずウォーミングアップをしてください。お風呂あがりを利用するのが最適です。

もうひとつのポイントは、**伸ばす方向を複数にすること。**身体はもともといろいろな方向に動くよう設計されていますので、一方向に伸ばしても、全体をくまなく伸ばしたことにはなりません。

また筋肉は柔らかすぎても関節をしっかり安定させられず、関節を取り巻く靱帯に負担がかかり、損傷しやすくなります。

ハムストリング、ふくらはぎ、胸筋が硬くなったら注意!

筋肉が硬くなる部位は個人個人によって違いますが、太腿の後ろのハムストリング、ふくらはぎ、胸筋は、年齢を重ねるとともに硬くなりやすい筋肉です。この3つが硬くなると膝が曲がり、腰が落ち、背中が丸まった、いわゆる「老人姿勢」になりがちです。

髪の毛と姿勢は、若々しい印象をつくりだす2大チェックポイントです。ですから、この3つの部位のストレッチははずせません。

22 ◉ 「三筋後退」に気をつけて

加齢とともに筋肉量が減少することは繰り返しお話ししてきましたが、特に後退が目立つのが**大腿四頭筋（ももの前面）**、**上腕三頭筋（上腕の後面）**、**腹筋**です。これら3つの筋肉の衰えを、東京大学名誉教授で平成国際大学スポーツ科学研究所の戸苅晴彦先生は江戸時代の風習「参勤交代」をもじって、「三筋後退」とおっしゃっています。

大腿四頭筋は上体を支え、ジャンプをしたり、膝を伸ばしたり、立ったり、座ったり、階段の上り、下りなど人間が基本動作をする際に深く関わっている筋肉です。ですから歩くことはもちろんですが、ちょっとつまずいたときにバランスが崩れるのを助けます。高齢になっての「転倒骨折」を予防するには、この筋肉をしっかり鍛えましょう。

資料3　筋組織厚の発育と加齢変化

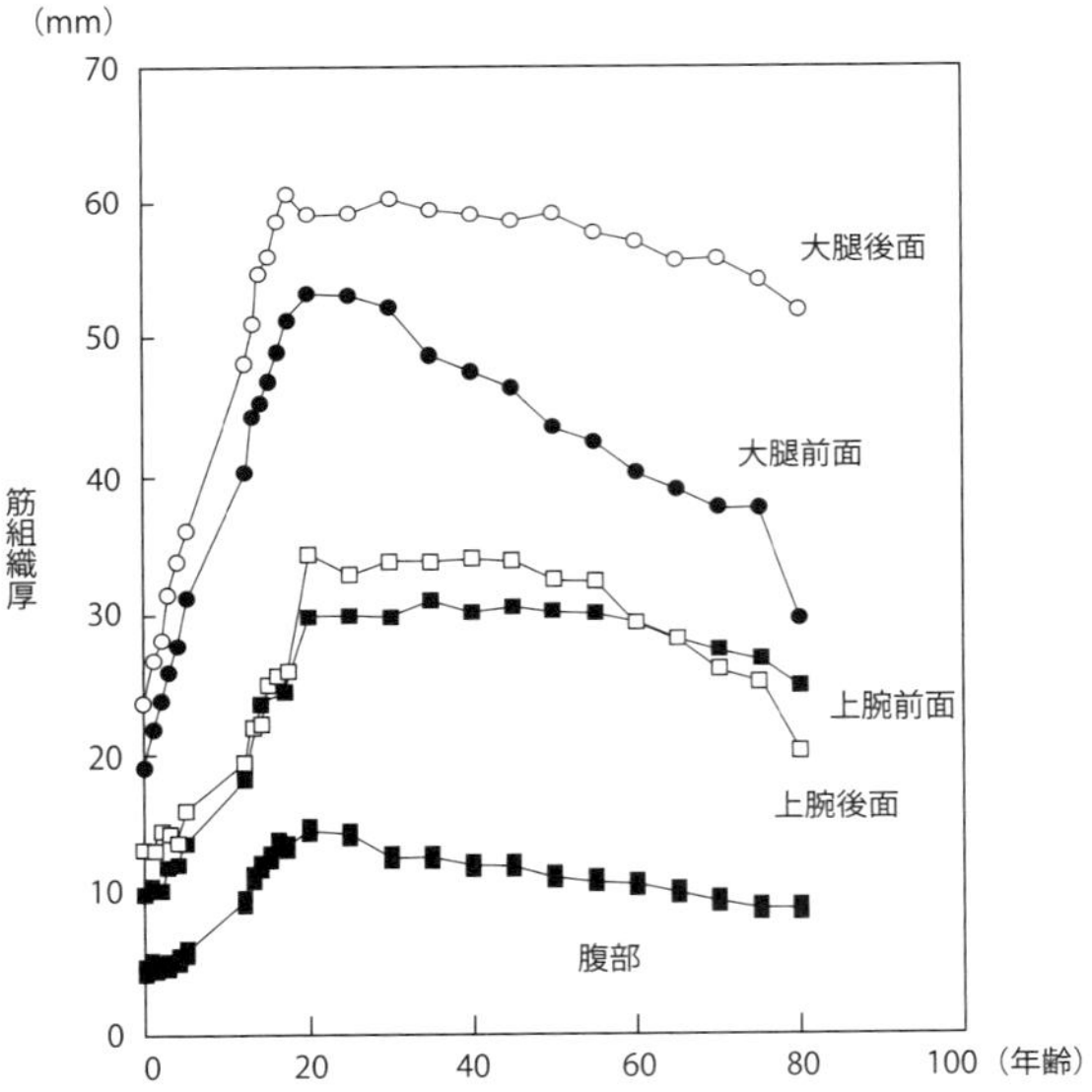

「アンチ・エイジング医学」2005年５月号P84より

筋肉量がさほど大きくない上腕三頭筋が衰えるのは、使わないからです。日常生活で腕を使う場合、圧倒的に多い「ものを持ち上げる」という動作は上腕二頭筋を収縮するという運動です。上腕三頭筋は、腕立て伏せのときのように、ものを押すときに主に使われます。

腹筋とインナーマッスル

腹筋は薄い筋肉ですが、面積の広い筋肉です。内臓とともに腰椎を押さえています。中年になってお腹が出るのは脂肪がつくだけでなく、腹筋が弱くなり、内臓の締めつけが弱まるためです。一般に腹筋として鍛えるのは表面にある腹直筋ですが、最近では**インナーマッスル**と呼ばれ、注目を集めている身体の深部にある大腰筋や腸腰筋も一緒に鍛えるとより効果があることが数多く報告されています。

また筋肉には速筋繊維（すばしっこい動作や爆発的な運動を可能にする）と遅筋繊維（大きな筋力は発揮できないが長続きする）がありますが、加齢によって、まず速筋繊維から衰えていきます。次項で紹介するスクワット運動は、筋肉の中でもこの速筋繊維に主にはたらきかけるものです。

23 ◉ 性生活に効く運動とは？

インナーマッスルのひとつである大腰筋は上半身と下半身をつなぐ唯一の筋肉で、背骨や骨盤を支える、太ももを上げるなど、とても重要な筋肉です。腰椎から骨盤の内側を通り、大腿骨に縦長の三角形に付着していて、インナーマッスルとしては比較的大きな筋肉です。

高齢になって転倒するのは、身体のバランスが悪いためではなく、膝が上がらず、すり足状態の歩行フォームになるためです。すり足はちょっとした障害物にも引っ掛かって転倒してしまいますが、膝が上がらなくなる原因は大腰筋の衰えが大きいようです。

また大腰筋が衰えると、骨盤が前や後ろに傾いてしまい、内臓が下垂して、下腹が出るともいわれます。

ところで１００メートル世界記録保持者だったモーリス・グリーンらはシドニー・オリ

資料４　スプリンターの大腰筋横断面積と疾走速度との関係

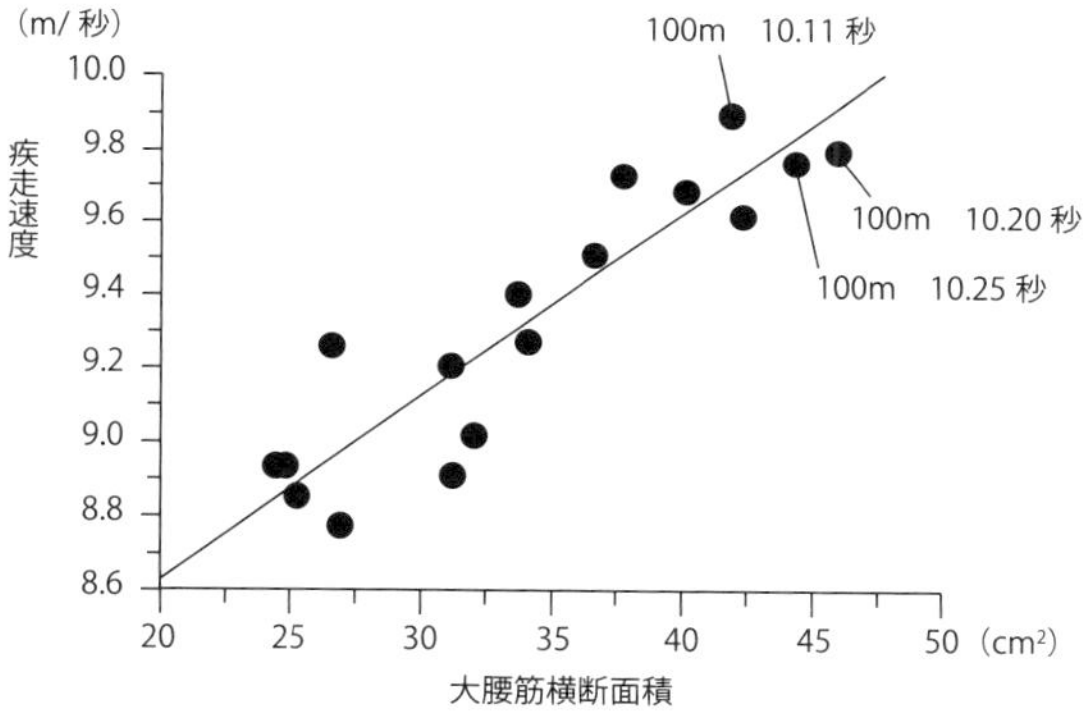

「アンチ・エイジング医学」2005年５月号P85より

ンピックに向けて、この大腰筋を意識したトレーニングを行いました。その情報を得て、筑波大学大学院人間総合科学研究科の久野譜也先生らは、国内の一線級のスプリンターを交えてデータをとり、大腰筋と１００メートルのタイムの相関性を報告しました。

大腰筋の横断面積が大きくなるにつれ、足がどんどん速くなる、つまり爆発的なパワーが出るのです。

スクワットで大腰筋を鍛える

そこでみなさんにも、この大腰筋を鍛えることをお勧めしたいと思います。

しかも大腰筋はセックスでの前後のピストン運動をつかさどる、男性には大切な筋肉なのです。シャープな腰のキレには、強い大腰筋が不可欠。そこでお勧めはスクワットです。次の手順でやってみましょう。

①足を肩幅の2倍くらいに広げ、足先を開いて立つ
②息を吸いながら、リラックスして膝を曲げ、腿と床が平行になるまで下に沈む
③息を吐きながら、お尻とお腹を締めながら上がっていく

このとき上半身はリラックスさせます。１セット10回を、３セットやってみましょう。

スクワット以外に大腰筋を鍛えるトレーニングとしては、階段を上るときに一段飛びにするなど、意識して膝を上げる回数を増やすことが挙げられます。

今日から「大腰筋」を鍛えてみませんか？　モテますよ！

24 ◉ オーラの量は姿勢で決まる

男性の第一印象における若々しさを決定する2大ファクターは、髪の毛と姿勢です。

かのベストセラー『人は見た目が9割』（竹内一郎、新潮社）でもその科学的根拠が羅列してあったように「非言語コミュニケーション＝見た目」はわたしたちのかなりの価値を決定しています。しかも人はディテールではなく、まずは〝引き〟の全体像から相手への印象を持つのであって、だからこそ髪と姿勢なのです。

ところが髪のケアにはかなり入れ込んでいる人が多いのに、姿勢には無頓着な人が多いのではないでしょうか。姿勢が「シャキッ！」としていると、少々お腹が出ていようと、シミがあろうと、肌がたるんでいようと、それらのマイナスポイントが視野に入らなくなってしまうほど、与える印象がポジティブかつ知的で若々しくなります。

オーラの正体は大胸筋にあり

「オーラのある人」といわれますが、ポジティブなエネルギー＝オーラが発信されるのは胸からです。ところがこの胸の筋肉である大胸筋は年齢とともに最も硬くなりやすい筋肉で、ここが硬くなると肩が前方に引っ張られます。肩が前に出ると、背骨が丸まって、肩甲骨が背骨から離れ、背中の筋肉が引き伸ばされなくなります。そうすると筋肉に酸素や栄養素が行きにくくなり、エネルギー不足になって肩こりが起こります。もともと日本人は欧米人に比べ生まれながらに肩が内側を向いていますから、肩こりになりやすい体形なのです。

だとすると、意識して大胸筋をストレッチする必要があります。ここで、肩の「オーラポジション」をマスターしてください。

両手を両脇に沿わせます。首と背筋を伸ばし、すきっと立ってみてください。このときアゴと床は平行です。おへその下に力をいれ、お尻を真ん中に寄せるように絞ります。そのときにくれぐれも肩が上がらないように。そのまま両手のひらを返してみてください。

手のひらが外側になると、両肩がぐっと斜め後ろ下に引かれた感じになるはずです。自分の大胸筋を開いて、押し下げる意識です。これで左右の肩甲骨がぐっと中央によります。両肩をそのままの位置にして、手のひらをもとに戻します。つまり手のひらが内側にきます。

このとき、くれぐれもアゴを突き出さないようにしてください。ふんぞり返るのは腹筋のない証拠です。あくまで胸が開いて、お腹とお尻は締まっています。

この姿勢が保てるとあなたのカッコよさ度、エレガント度は200%アップします。

「美しい立ち姿」は男の一生の武器です。

3

［各論Ⅱ］

薄毛対策

25 ◉ 男心と髪の毛

「男が最も気になるのは、あそこと髪の毛さ」

この本を書くにあたって、何人かの男性が教えてくれました。

そういわれて、わたしはあるときの驚いた経験を思い出しました。

その日わたしは、何かの打ち合わせで知り合いの毛髪クリニックを訪れました。打ち合わせが終わったのは6時半をまわっていたと思います。外に出ると待合室は会社帰りの患者さんで溢れかえっていました。患者さんといっても、みなさん病気ではありません。頭の毛を気にして来ている人たちです。といっても、驚いたことに、誰一人はげている人、いいえ女のわたしの目からは薄いなと感じる人も待合室にはいないのです。**30代、40代、はつらつとした若々しさの残る男性が、そろって静かに自分の番を待っている……**。わたしが全く想像しなかった男性毛髪クリニックの状況が、そこにありました。

確かに髪の毛は大事です。太ったのは努力すれば痩せられますが、ハゲることは阻止できません。わたしが若いころ超ハンサムで超モテモテだった慶應ボーイは、聞くところによると、20代後半から頭の毛がうすくなり、今ではただのハゲオヤジ（失礼！）になってしまったとか。クラス会に集まる50代男性をみても、女性からのポイントが高いのは顔の美しさよりも髪の毛のある男性のようです。

今、外国人が日本にきて驚くことのひとつに、若い男性のバラエティに富んだヘアスタイルがあります。若い外国人男性はお金がないので、髪は彼女に切ってもらうのがせいぜい。美容院なんかに行けないから、スタイリング剤を駆使したあんな微妙な髪型はできません。そのくらい今の若い男性は髪に気を使います。イケメンの条件です。その彼らにとって髪の毛が薄くなることの恐怖といったら！　毛髪クリニックの待合室に溢れている男性たちはそのお兄さん、おじさん格ですが、気持ちは若者と同じなのです。

処方した薬の数倍の量を飲んだ患者さんに「肝臓に悪いですよ」と注意したら「髪の毛が薄くなって会社に行くぐらいなら死んだほうがまし！」という答えが返ってきたそうです。

その気持ち、みなさんもおわかりになるのではありませんか？

26 ◉ 危険な抜け毛を見分けるには

わたしたちには10〜15万本の髪の毛が生えています。そして男性の場合、2〜5年のサイクルで再生を繰り返します。

健康な髪の毛の状態でも1日100本くらいは抜けますが、ハゲの徴候として、その数倍抜けはじめます。原因は、髪の毛の寿命が短くなったこと。通常2〜5年のはずが、1〜2年、さらには数ヶ月で抜け落ちるようになります。特に後頭部と生え際に起こりやすい現象です。

そこで心配な方は勇気をもって、気になる部位の髪の毛根あたりを指先でつまんで引っ張って、数本抜いてみてください。「そうでなくても少なくなっているのに……」とお思いになるかもしれませんが、あなたの今の状態を正しく知るには、これが不可欠です。抜いた髪を集めて白い紙の上に置き、それをじっくり観察してみてください。

細くて短い髪が目立つようなら要注意です。また拡大鏡を使って、毛根部分もチェックしましょう。正常な毛根はふくれた棍棒状になっていますが、元気のない毛根は先細りのゴボウ状になっています。これは髪が成長期の途中で抜け落ちている証拠です。

●早期発見のための簡単なチェックポイント

この時点で対策を講じる必要がありますが、徳島大学名誉教授で皮膚生理機能研究の第一人者である武田克之先生はさらに「**オデコの広さをはかる**」ことを提唱しています。

- 片手で額にたれた髪をかき上げる
- まゆ毛の上端と髪の毛の生え際のあいだに自分の手の指をあてる
- その数が指3本までなら安心
- 指4本が入るようなら、ハゲが進行している徴候
- その中間は要注意！

すべては早期発見、早期治療が肝心です。本心から「ハゲたい」と思っている方以外はあらためて生活習慣を見直し、正しくシャンプーやマッサージを行い、育毛剤を選び、思い切って専門医の扉を叩くなど……道はあります！

27 ● ハゲは遺伝する？ あなたの髪の行く末を知る手がかり

「男性型脱毛は男性を通じて優性に、女性を通じて劣性に遺伝する」

1916年にアメリカの生物学者ヘンリー・オズボーンが22家系、84組の夫婦の男の子183例、女の子135例を調べて発表した研究結果です。

その後多くの研究が行われ、男性型脱毛は多くの因子の相互関係によって決定される、やや複雑な遺伝形態を持つことがわかりました。ですから単純ではないのです。

そして「ハゲは隔世遺伝する」というのも俗説です。ただし「ハゲやすい体質は遺伝する」というのは事実です。

将来ハゲる可能性について、次ページの表をご覧ください。

ハゲる可能性はありやなしや!?

Aランク（確実にハゲる）
自分の父親が若いうちからハゲている
母親も髪の毛が薄い

Bランク（ハゲると思ったほうがいい）
自分の父親が若いうちからハゲている
母親の髪の毛は普通だが、母方の祖父ないしは兄弟がハゲている

Cランク（ハゲる可能性あり）
両親の髪は普通
父方、母方の祖母ないし兄弟に若いうちからハゲている人がいる

Dランク（ハゲる可能性は非常に少ない）
両親の祖父母、兄弟に若いうちからハゲている人が一人もいない

→ということは、親族に一人でもハゲの人がいたら、可能性があるということです！

また頭の形によっても男性型脱毛の可能性を探ることができます。

●ハゲる可能性……大

頭が大きく、左右や上に突き出している

●ハゲる可能性……中

頭は小さいが、とんがっている

●ハゲる可能性……小

さほど大きくなく、全体に丸い

さて、あなたがハゲる可能性はどのくらいあるのでしょうか?

28 ◉ ハゲと精力は無関係だった！

男性ホルモンが多いとハゲる、すなわちハゲは性的に強い……そう信じている方も、いまだに多いのではないでしょうか？

残念ながらというか、喜ばしいというか（!?）**男性型脱毛は男性ホルモン量の多寡だけでは決まらない**ということが、最近の科学で明らかになりました。つまり、

①男性型脱毛を起こすのは、男性ホルモンの一種＝ジヒドロテストステロンである

②ジヒドロテストステロンは、精力に最も関係するテストステロンが5アルファ還元酵素によって変換されたものである

③すなわちジヒドロテストステロンの量はテストステロンの量ではなく、5アルファ還元酵素の量によって決まる

④よって、この5アルファ還元酵素を抑える薬剤によって男性型脱毛を抑える
⑤つまり、テストステロン量＝精力とハゲとは無関係である

しかも④の酵素阻害薬は、個人差はありますが、男性型脱毛の約80％の人に効果があるというのです。実際、何人ものわたしの友人がハゲる恐怖から救われています。

しかし、ハゲるメカニズムを医師からきちんと説明を受けていない人の中には、「薬でテストステロンそのものの分泌を阻害してハゲるのを防いでいる」と、今までの俗説を信じ込んでいる人がいます。

メカニズムの上では、この酵素阻害薬を飲んで精力が弱まるということはありえないのですが、人間は感情の動物なので、ハゲと精力の関係をきちんと理解していない人の中には、実際に精力が弱くなる人もいると聞きます。その数はごくわずかだそうです。

多くの人にこの阻害薬の存在を知らしめ、相当数の男たちの未来に希望を与えている医師の友人がいます。ところが当の本人は悲しいかな、薬が効かない残りの20％弱のタイプ……彼自身の頭髪は日を追って寂しくなるばかりです。人生は皮肉ですね。

ところでこの**脱毛の原因になる酵素を抑える成分は、ウコン、かぼちゃの種、大豆イソフラボンにも含まれています。**まだ大丈夫とお思いの方も、日常生活に取り入れると良いでしょう。

酵素阻害薬とミノキシジルという育毛成分を使った最先端の毛髪治療については、次項でお話ししましょう。

29◉発毛医療の最先端はこうなっている

新しい医療医術の発見は、得てして何かの副産物である場合が多いようです。

歯のホワイトニングは歯周病の治療に尿素を使っていたところ、患者の歯がみな白くなったことから始まりました。ボトックス注射というボツリヌス菌を顔に注射して表情筋によるシワをなくすという今世界で最も行われている美容治療も、ボツリヌス菌を斜視の治療で目の周りの筋肉を弱め、黒目を中央に移動させるために注射したところ、患者の目の周りのシワがなくなったことから、カナダの女医さんがシワ治療に応用したのです。脱毛を抑える酵素阻害薬の発見も、前立腺肥大の治療薬の開発の過程で見つかりました。

またＦＤＡ（アメリカ食品医薬品局）で「頭髪治療成分」として認められているミノキシジールは、当初、高血圧治療薬（内服薬）として開発されましたが、副作用として多毛症を引き起こすことが報告され、発毛に利用されました。アメリカで行われた臨床効果報告では、5％のミノキシジルで23％が軽度改善、35％が中等度または高度に改善されたということです。

脱毛阻止の内服薬は、飲み続けることがキモ

現在の発毛医療は、この**脱毛阻止の内服薬**と**発毛促進の外用薬**が二本柱になっています。

脱毛阻止は毎朝一錠、白い小さな酵素阻害薬を服用します。と同時に、毎朝シャンプーした後にミノキシジルを頭皮に塗布して軽くマッサージ……。

最初の約3ヶ月はほとんど変化を感じないので、ひたすら希望を持って待つのみです。医療機関では薬が肝臓に負担をかけていないか、定期的にチェックします。ところが3ヶ月がたったころ、5割を優に越す人が変化を感じます。

髪の毛が増えたという実感は、まず生え際が違ってくるところから湧いてきます。生え際が厚くなってくるというか、産毛に覆われてくるのです。それから1年のあいだ徐々に

蘇る毛髪に喜びをかみしめながら、ひたすら薬を飲み続けます。ただしこのあたりで変化は終了。増えも減りもしない安定期に入ります。

ここで落とし穴があります。というのは、残念なことに、そこで大半の人が薬を飲まなくなってしまうのです。

保険適用ではないので、月に薬だけで1万円以上かかりますから、人間心理としてその選択は当然でしょう。ところが飲まなくなってしばらくは変化がないのですが、やがて髪が元に戻りかけている自分に気づき、あわてて再び薬を飲み始めることになります。阻害薬は確かに多くの人に効き目がありますが、しばらく薬を飲み続けたら完治するという治療ではないのです。飲まなければ、髪はまた抜け始めるのです。そして今度は髪の毛が再び増えても薬をやめることはありません。

これがほとんどの患者のパターンなのだそうです……ということは、一生飲み続けなければなりませんね?!

最大の弱みである髪の毛には、男性はお金を惜しまないようです。

30 ◉ 今日からスタート！　男の髪の正しいお手入れ法

❶ 1日おき程度にシャンプーする

「頭皮を清潔に」が基本です。シャンプーすると髪が抜けると思っている人が多いのですが、シャンプーで抜けるような毛は遅かれ早かれ抜け落ちる運命にあるものですから心配は無用です。

ポイントは爪を立てず、指の腹で頭皮と毛髪をマッサージすること。シャンプー液、リンス液ともどもよく洗い流すことです。シャンプーは刺激の少ない植物系かアミノ酸系でpH6前後の弱酸性のものがいいでしょう。1日おき程度と書きましたが、脂性やフケの多く出る人は毎日でもOKです。

テレビCMなどの広告を通じて「頭皮の毛根のまわりに皮脂がつきすぎている」と多額の治療費をとるような悪徳商法もありますが、普通にシャンプーする生活で脂漏性皮膚炎になる人はまずいません。だまされないようにしてください。

❷ブラッシングは静かに、やさしく

必ず専用のローションをつけ、豚毛かイノシシ毛のブラシでシャンプー前と出勤前に50回程度、静かにブラッシングしましょう。

❸ドライヤーは温度を低めに、風速を強く

水分を12％含んだ髪は強いのですが、10％をきると弾力がなくなり、切れやすくなります。完全に乾かすのではなく、80〜90％で止めると理想的。髪は加齢とともに、髪のたんぱく質コルテックスに偏りが生まれ、うねりがひどくなります。シャンプー後、タオルドライをしてから、すぐにドライヤーしましょう。スタイリングが楽になります。また毛根を立ち上げるようにドライヤーすると髪にボリュームが出ます。

❹発毛・育毛剤とヘアケア製品の併用を避ける

それぞれのよさを相殺する可能性が大です。

❺風呂上がりにはマッサージを

薄毛の気になる人は育毛剤や発毛剤を、そうでない方はヘアクリームをつけ頭皮の血行をさらによくするため、ゆっくりお風呂につかった後に、行いましょう。やわらかに、頭を包み込むように指の腹で、①前頭部から頭頂部へ、②後頭部から頭頂部へ、③側頭部から頭頂部へ、という順に、力を抜いて、全体で50回くらいゆっくりと揉みあげていきます。

❻食事はバランス＆バラエティが大事

わかめや昆布などの海藻類が髪にいいというのは俗説です。海草には、確かにヨードが多く含まれていますが、海草の消化と吸収のメカニズムはまだ完全に解明されていません。ヨードが不足すると髪のツヤが悪くなるのは事実ですが、補給するとツヤがよくなるというものではありません。髪の成分はたんぱく質のケラチンが基本です。まずは良質のたんぱく質（肉・魚・大豆製品）のバラエティと量のバランスを考えた食事を心がけましょう。またビタミンやミネラルも意識してみてください。

巷にはこれを食べたら「抜け毛を防ぐ」「髪がフサフサ」という食品が溢れていますが、信じてはいけません！

香辛料は「控えめ」は問題ありませんが、「摂りすぎ」は皮膚の付属腺を刺激し、頭に汗をかかせ、皮脂の分泌を増やすので避けたほうがいいでしょう。

また普通の食事をしていれば問題ないことですが、鉄や亜鉛が不足すると脱毛を引き起こすことも知っておいてください。

❼生活習慣の改善を心がける

ストレスマネジメント、食事、運動、睡眠、禁煙……身体にいいことは髪にもいいのです。

❽発毛・育毛剤は2種類を併用する

徳島大学名誉教授の武田克之先生によると「育毛剤と発毛剤は同じで、受け手によるニュアンスの違いだけ」なのだそうです。

薄毛が気になる方は早期発見、早期治療が原則なので、これらの使用も早ければ早いほど効果的なようです。

効果効能の異なる2種類の育毛剤を選んで、適当に切り替えて併用することをお勧めします。長期戦を覚悟して最低でも4～5ヶ月は使用を続けましょう。

4

［各論Ⅲ］

歯

31 ◉ 歯と脳と美の関係

咀嚼が脳を刺激することは知られています。

生まれてすぐ半分の歯を抜かれたサルは木登り中に木から落ちるようになり、全部抜いたサルは木登り不能になるそうです。同じくらいの腕前のゴルファーでも、歯のある人と総入れ歯の人では、飛距離が20ヤード違うといわれています。

また一流アスリートにとっては、歯は力を引き出す根源です。わたしの担当歯科医師もかつてスピードスケートの清水宏保氏の奥歯の調整の依頼を受け、彼の持ち味だった爆発的なスタート力を生み出す一役を担っていました。

マウスを使った学習・記憶能力を調べるための実験では、奥歯を抜いたマウスと抜歯しないマウスでは、7週目で、エサ置き場を間違えるなどのエラー回数に12倍の差が出たそうです。さらに解剖して、脳の記憶や情報伝達をつかさどる海馬錐体（かいばすいたい）

神経細胞を調べると、抜歯しない場合と比べ、上奥歯を抜くと約40％の神経細胞が減少していました。

歯並びは世界共通！　いい男の条件

欧米では歯はその人の出身階層《クラス》、または品格をあらわすとされ、中流以上の家庭では幼少時に歯の矯正を必ず行います。彼らは口にはしませんが、仕事ができようと、おしゃれのセンスがよかろうと、歯並びの悪い人間はどこか見下されます。

歯の矯正は美的な意味合いはもちろんですが、正しい噛み合わせを実現するためにも大切です。噛み合わせが悪いと顎関節症をはじめ、頭痛、肩こり、腰痛などの様々な不定愁訴の原因になりえます。

作家の林真理子さんが50歳近くで矯正し小顔になったことが話題になりましたが、そのように近年、大人になってからの矯正というのが珍しくなくなりました。男性は常に女性の10年あとを行くといわれていますが、数年前からわたしのまわりの男性たちも、40代、

50代になって矯正にチャレンジする人がかなり出てきました。2年前後の時間を要しますが、みなさん本当にステキに変身します。キレイな歯並びで、爽やかに微笑む姿に自信があふれます。

ただし矯正は保険が効きませんし、歯科医師の専門的な知識と技術が必要です。最低でも50万円はかかりますので、知人から情報を集めたり、必ずセカンドオピニオンをとるなどしてください。

32 ● 白い歯で見た目の若さは一変する！

あなたはご自分の歯の色というものを意識したことがありますか？　実はこの「歯の色の違い」で、あなたの見た目の若さが驚くほど変わるのです。

本来、人間の歯の色は、歯の表面のエナメル質の透明度や薄さ、歯本体の象牙質の色などによって決まります。生まれつき歯が黄色い人は、遺伝的に〝エナメル質が透明で薄く、内側の象牙質の色が透けて見えやすい〟ということになりますが、それとは別に、カップに茶渋がつくように、紅茶やコーヒー、緑茶、烏龍茶、赤ワインによる着色やタバコのヤニによっても歯が黄色くなります。

もうひとつ、中高年の歯がとても黄色い原因は、象牙質の色が年齢を重ねるとともに、だんだん濃くなるからです。

まずは歯科医師に相談

そこで中高年男性が歯の色を意識して、その改善に真剣に取り組むと、想像以上の効果が得られます。

まずは歯科医師に相談してみるのがいいでしょう。長年の環境でできあがった黄色い歯を〝若々しい白い歯〟に変えることは、自分のブラッシングだけではなかなかできないからです。もちろん日常の正しいブラッシングや研磨剤入りの歯磨き粉を使うことなどである程度の効果は実感できるかもしれませんが、落とせない汚れを無理に研磨剤入りの歯磨き粉でゴシゴシ擦ると、歯のエナメル質を傷つけてしまうおそれがあります。十分注意してください。

歯の色は白ければよいというものではなく、その人の肌や髪や唇などの色と調和がとれていなくてはいけません。とにかく真っ白が好きなアメリカ人、もう少し黄色味を帯びた歯を好むヨーロッパ人など、国や人によっても好みが異なります。

そこで「歯を白くする」ことに精通している歯科医師のところでは10段階以上の歯の色

見本を使って、一人ひとりに合った色を決めたりしています。

歯科医師が行う〝黄色い歯の対策・対処法〟としては、

● クリーニング
● ホワイトニング
● 歯のマニキュア
● ラミネートベニア（セラミックの貼り付け）

などがあります。求める〝歯の白さ〟や治療期間、予算等を相談してみることから始めてみてはいかがでしょう。

33 ◉ 唾液の量は若さのバロメータ

みなさんは、唾液が少ない人は老けているって知っていましたか？
唾液の量は、実は、若さのバロメータなのです。唾液は口の中に潤いを与えるだけでなく、殺菌や消化のほか、体に栄養を送るために大事なはたらきをしています。加齢でも唾液が減りますが、口のケアが悪くて歯周病だったり、過度なストレスを受けたりしても、唾液の量が減ります。

唾液の少ない人は殺菌作用や免疫力が低く、唾液の酸化ストレス値もとても高いので、口臭はもちろんのこと、老化を加速していることになります。反対に唾液の多い人は性ホルモンのおおもとであるＤＨＥＡが多く、しかもそれらは正比例するというデータがあります。つまり唾液が多いということは肉体が若いということ。口の中が潤っているだけではなく、肌もみずみずしいということです。これは男女を問いません。

資料５　ホルモン年齢と唾液年齢の相関

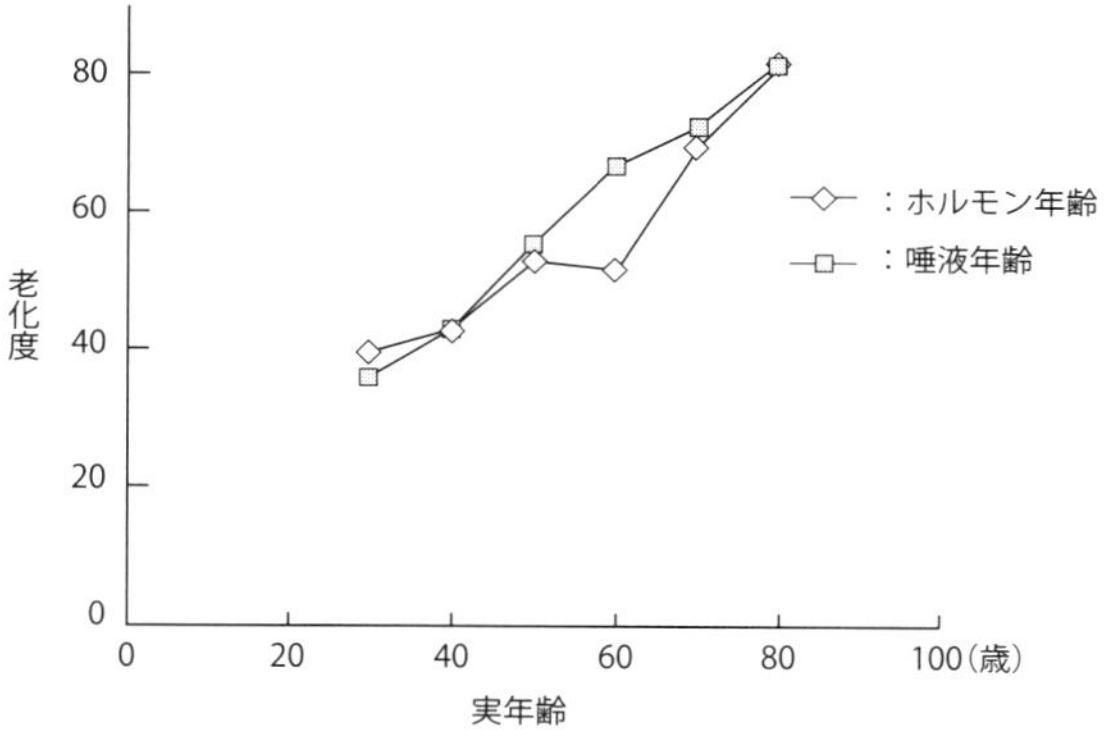

「アンチ・エイジング医学」2007 年 2 月号 P98 より

また、長寿の男性のバロメータとして高ＤＨＥＡ、低インスリン、低体温があげられます。

高ＤＨＥＡということは唾液の量が多いということですから、唾液の量の多い男性は健康で長寿ということになります。

唾液腺の機能を高めるストレッチ

ですから、日頃からこの唾液の量にこだわってください。まずは歯周病のチェックです。虫歯のない人ほど歯医者に行かないので、歯周病にかかりやすいといわれています。今日本では成人の85％以上に歯周病の疑いがあるので、40歳を過ぎたら、半年に一度は歯医者に行きましょう。できれば毎食後の歯ブラシと同時にシュガーレスのガムをかみましょう。咀嚼することによって成長ホルモンの一種で若々しさを保つ働きのパロチンが分泌されますし、加齢で老化する舌や口の中の筋肉を鍛えることにもなります！

唾液腺の機能を高めるストレッチとして、次のことを毎日の習慣にしてみてください。

①舌先で上下の歯ぐきの裏側全体を2～3回ぐるりとさわる。
②舌先を左頬、右頬の内側に当てて各10回上下に動かす。
③舌を上あごに当て、10回「タン！　タン！」と鳴らす。

5

［各論Ⅳ］

肌・におい

34 ◉

40歳は男のお肌の曲がり角？

最近、わたしのまわりの50歳前後の男性がスキンケアに目覚めはじめています。これまでの不摂生（？）がお肌にもあらわれてきたことを自覚したのでしょうか？　奥様からアドバイスを受け、顔を洗ったあとに保湿のための化粧水や乳液などシンプルなケアをスタートさせています。

しかも今までやったことがないだけに、肌が驚いているせいか、彼ら自身もはっきり自覚できるほど、肌がしっとりきれいになっているのです。

男性のお肌の曲がり角は40代前半だといわれています。

女性の肌と女性ホルモンが深く関係するように、男性ホルモンの減少が男の肌を衰えさせます。

資料6　年齢別・性別皮脂分泌量イメージ

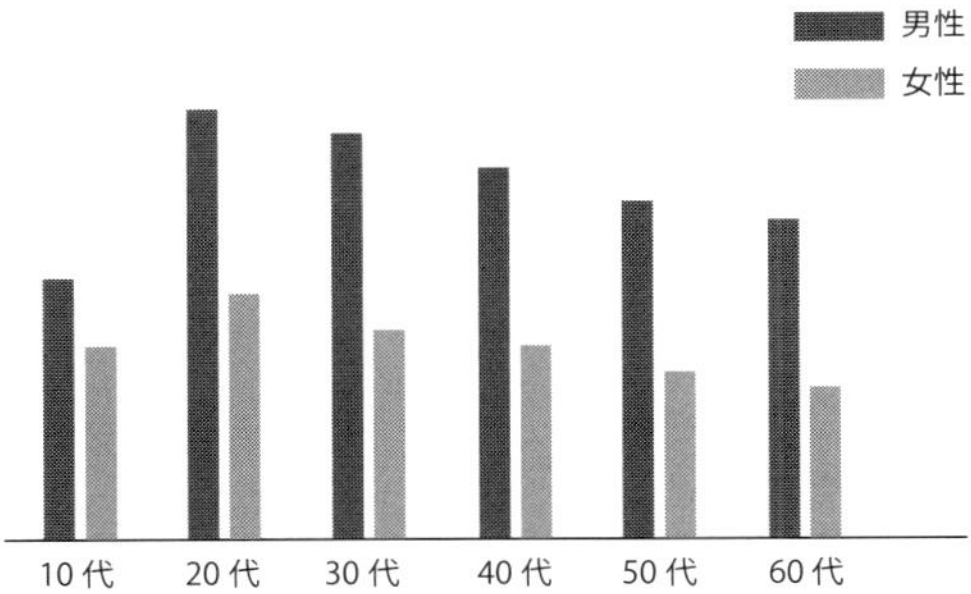

㈱ドクターカナコ HP（http://www.kanako.jp/all/mens.html）より

もともとY染色体をもつ男性の表皮は女性に比べ、約0・5ミリ厚く、密度が高いため、女性よりずっと多くの細胞が存在し、活発に活動しています。また男性の肌は女性より30％以上多くの皮脂を分泌しますので、女性の肌に比べると乾燥やシワに強く、女性のお肌の曲がり角（25歳説、37歳説あり）よりもかなり遅くなります。

その一方で男性の肌は、毎日のシェービングや、多忙なビジネスライフからくるストレスで、苛酷な肌環境にさらされているともいえます。最近は日本のゴルフ場でも、海外では当たり前になっている日焼け止めをプレー前に塗る人が増えてきましたが、ちょっと前までは何もしないこと、無頓着なことが「男らしい」とされ、シミやシワ、また皮膚がんの原因にもなる紫外線に対しても無関心でした。

ゴルフ、ヨット、テニス、スキーなどのスポーツを太陽とともに謳歌してきた男性たちも、50歳を過ぎて急速に増えたシミ、イボをはじめ、白髪、薄毛、体型の変化、体力の低下などで自分の老いを実感し、「小ぎれいでいる」ことを初めて「大切かも」と思うようになったのでしょう。やっと重い腰を上げたというわけです。

洗顔後に化粧水をつけるだけでいいのです。ぜひはじめてみてください。

2020年を待たずして2人に1人が50代の時代がやってきます。みなさんが「こぎれいでいる」ことが日本の活力に直結するのです。

35 ◉ リーダーにはシミがない！

国民のリーダーたる為政者が若々しくあることは、必要条件です。

わが国の某著名政治家も、70歳をとっくに過ぎても現役感をまわりに感じさせるのは、若々しく見られるよう、それなりに努力しているからです。過去の二枚目ぶりをかなりキープして、われわれの抱くイメージを崩さないために、体型の維持、髪の毛の維持、そして肌の維持に常に意識を向けています。つまり老人性のシミがないのです（彼の場合はシミ取りをしています）。

為政者だけではありません。企業や社会のリーダーたちも若々しさを演出することは必要です。しかも、2人に1人が50代という時代が、もうすぐやってきます。「肌がきれい」というのは、女性だけに求められることではありません。男性もシミだらけのオヤジにならないよう心がけましょう。

シミをつくらないためには、まず紫外線対策です。スポーツ時は当然ですが、日常でも外出時には必ず日焼け止めを塗るようにしましょう。

紫外線予防はシミ対策だけではなく、肌そのものの若さを保つため（老化＝酸化）にも大変役立ちます。**ポイントは、出かける30分前に塗ること。**そして顔から首、できれば手の甲にもたっぷり塗ってください。格段の違いがあらわれます。

レーザー治療のしくみ

できてしまったシミをとる方法もご紹介しましょう。

最も一般的なのは、レーザーによる除去です。レーザーはそれぞれ波長によって肌の色素に吸収されるものがあり、吸収されるとその色素を破壊するのでシミが消えるという原理です。

シミの中でも、やや盛り上がったものは老人性のシミですから、保険が効きます。わたしのゴルフ仲間の男性も、加齢とともに顔にあらわれ、太陽の光で助長されたシミを、最初は強引に連れて行かれたかたちでしたが、レーザーで治療しました。幸いなことに老人性のシミということだったので保険が適用され、顔全体のシミとりをしても数千円で済みました。数週間後、彼から電話がありましたが、ご家族やゴルフ仲間からシミが消えて、すっかり若くなったと大評判だったそうです。

シミ治療の場合、**最も大切なのは、どういう種類のシミかということです。**

一般的には治療の費用は、照射範囲の面積がどれくらいか、そしてレーザーを何発撃つかによって決まります。

自分のシミがどういう種類のもので、どのくらいの時間、回数、費用でどの程度改善されるか、また回復のプロセスや治療のリスク面を専門医から説明を受け、インフォームドチョイスをしたうえで実際に治療を受けることが大切です。インターネットなどから、前もっておおよその知識を得ておくといいでしょう。

36 ◉ 加齢臭は男性力低下の証

加齢臭＝オヤジ臭は今や周知の存在です。加齢臭という中高年特有の体臭の俗称は、2000年に資生堂によって名づけられました。

加齢臭の主な原因となるノネナールは、人間の皮膚から出た皮脂が変化した化合物「炭素数9の不飽和アルデヒド」で、青臭さと脂臭さを併せ持っています。男女とも加齢とともに分泌量が増えますが、特に男性は40歳以降、急速に増えるようです。

においの元を分泌する穴には、汗腺と皮脂腺があります。

汗腺のうち、全身に分布しているのがエクリン腺で、体内の熱を放出して体温調節を行います。一方、脇の下や局部など限られた毛根のまわりにあるのがアポクリン腺です。毛根は自分のにおいをそこに残す役割があるといわれます。かつてはフェロモンとして異性とのコミュニケーションをはかる役割でしたが、今は「ワキガ」などといわれ、嫌われがちな存在です。

一方、皮脂腺は皮膚の表面を覆う脂の膜になる数種類の脂肪酸を分泌しています。この脂肪酸の中のパルミトオレイン酸が長年皮脂腺内にこびりついて分解され、ノネナールになります。

加齢臭と男性ホルモンの関係は？

男性医学の専門医の先生に面白い話をききました。

一般的には男性ホルモンは加齢臭の元である皮脂腺の発達を促すので、男性ホルモンが多いと皮脂が大量に分泌され、加齢臭の元となるノネナールが大量に発生すると考えられています。けれども男性ホルモンの補充を必要とする患者に男性ホルモンを補充すると、実際はその人のオヤジ臭が消えるというのです。一般に、男性は40歳くらいから男性ホルモン量が落ちはじめて、そのあたりから加齢臭がひどくなります。**つまり男性ホルモンが下がるとオヤジ臭が上がり、男性ホルモンが上がればオヤジ臭が下がる**というわけです。

だとしたら、男性ホルモンは皮脂を多く分泌させるけれど、パルミトオレイン酸を分解してノネナールをつくるはたらきは抑えているのかもしれません。

いずれにしろ、自分の加齢臭を指摘されたら、それはあなたの男性ホルモンが下がりはじめた証拠だと思ってください。

私の姉も、父を初めて老人と感じたのは、ある日ふと嗅いだ父のにおいからだといいます。そんなことまではっきり覚えていることからも、においはすごいメッセージ力を持っているのがわかりますね！

37 ◉ 女は男の匂いに惚れる

視覚、聴覚、味覚、触覚、臭覚……人間の五感の中で最も退化したのは触覚、そして臭覚だといわれます。

現代において、たとえばＤＶＤ、ｉＰｏｄ、グルメ情報など視覚・聴覚・味覚を刺激するものには事欠かなくなっている一方、物事を触って確認する必要性は激減し、触覚は退化しています。

そこでドイツのシュタイナーメソッドのように積極的に触感を刺激し、人間が本来持っている感性をよみがえらせようという教育法も提唱されています。裸足で石の上、砂の上、粉の上、泥の上などを歩かせ、様々な皮膚感覚を足の裏から脳へ伝え、脳を刺激し、脳に記憶させ、触覚を鍛えるのです。

また最も退化したといわれる臭覚は、衛生教育の発達によって「この食べ物を食べていいか、悪いか」を嗅ぎ分けるという生きるための根本能力を失いかけています。

そもそも人類は直立歩行をはじめたために臭覚が退化したといわれています。においとは物質ですから、重力の影響を受けます。このため、地面に近い方が上空よりにおい物質が沈殿しています。直立歩行によって、においの密度が低い環境になり、臭覚が退化したのです。

また臭覚は、古い脳機能によってつかさどられています。つまり理性や知識より、直感とか情動とか、より動物的なものと関係が深いのです。

免疫系の似た相手のにおいはNG?!

1995年、スイスのベルン大学のウェデキント博士が、「女性が恋愛対象を選ぶときに相手の免疫システムを嗅ぎ分ける」という論文を発表しました。男子学生が着たTシャツを女子学生に嗅がせ、好みの匂いを選ばせたところ、自分の免疫型と似ていない男性の

Tシャツのにおいをいいと感じ、免疫型の似ている男性のにおいを「いやなにおい」と受け止める傾向があったというものです（この場合の免疫型はHLA〈ヒト白血球抗原〉で、赤血球型のA／B／O／ABとは違い、組み合わせは数万通りに及びます）。その後、この論文は賛否両論を呼びました。

ただし、私自身の経験から申しあげますと、（免疫型が似ているかどうかは自己判断できませんが）女が男をにおいで選ぶというか、男性のにおいが容姿や収入、性格と同じくらい重要な選抜基準であることは確かだと思います。女はいいにおいの男のそばにいたいのです！

免疫型が似たにおいを「いやだ」と感じるのは、近親相姦を防ぐためという説もあります。娘が思春期以降父親のにおいを「大嫌い」と感じる理由です。でも彼女が妊娠したとき（近親相姦の可能性がなくなったとき）、父親のにおいを受け入れる、つまり不愉快に思わなくなるのだそうです。

においには子孫繁栄のための神秘が詰め込まれているということが、最近の科学で解き明かされているようです。

6

［各論Ⅴ］

性・精力

38 ◉ 精子が劣化し、男性ホルモンが少なくなっている！

今、人間の精子はとにかく質が悪いらしいのです。

健康な男子の精子でも、動かない、元気がない、まっすぐ進まない、形が変な精子がたくさんあるといいます。

WHO（世界保健機関）は妊娠に必要な精子の最低条件を、1ミリリットル中の精子数4000万個、運動率50％、正常形態率15％としていますが、ヨーロッパでは精子の減少に関する報告が相次いでいます。デンマークでは男性の40％がWHOの基準値以下とされ、またコペンハーゲン大学のスカケベク博士の調査チームによると、1992年と1938年のデータを比べて、約50年間でデンマーク人男性の精子が半減していると発表しました。このデータには各国から数字の信憑性に対して批判が集まり、アメリカとフランスで再調査が行われましたが、どちらでもやはり、スカケベク博士のデータを裏づける結果が出たのです。

加えて、パリの精子バンクの調査では、20年間で精子が約40％減少し、奇形の精子や睾丸ガンも増えているという結果が出ました。イギリスでも精子の運動量が低下、奇形の数の増加、精子数の減少が報告されています。

またアメリカ国立衛生研究所によれば、1938〜1988年のデータを分析した結果、アメリカでも毎年1・5％ずつ精子の減少がつづいているのだそうです。国内でも帝京大学医学部や慶應大学医学部などのデータで精子の数の減少が報告されています。

1000万年後には男滅亡？

そのうえ、精子は加齢によっても劣化します。中高年男性の精子は、若い男性の精子と比較してDNAの損傷が激しく、子どもを持つ可能性が低下します。2005年にコペンハーゲンで開かれた欧州ヒト生殖学会議で報告された研究では対象者2100人中、45歳を超える男性の精子DNAの損傷は、それ以下の年齢グループに比較して有意に高く、30

歳未満の男性との比較では2倍に達していたと報告しました。またアメリカ国立衛生研究所とカリフォルニア大学バークレー校との共同研究でも、ＤＮＡの損傷と染色体異常は男性の年齢とともに増加することが報告されています。

また、１９８７年から、40〜70歳の男性１７０９人の10年間の血中ホルモン値の変化を観察したボストン大学の調査では、１９８７年よりも10年後の１９９７年のほうが加齢による男性ホルモンの低下が著しいという結果が報告されています。

日本では草食系男子が好まれているといいますが、精子が劣化し、男性ホルモンが減り、男性はこの先どうなっていくのでしょう？

39 ◉ EDは生活習慣病のファーストサイン

日本では成人男性の24％（推定人数1130万人）、40歳代の20％、50歳代の40％、60歳代の80％がEDと推定されています。17ページでも紹介したNHKスペシャル「女と男～最新科学が読み解く性～」でも人間の精子の劣化が大きく取り上げられていました。

少子化のうえに、婚活しないと結婚できず、EDで、精子が劣化している……。日本の未来はどうなってしまうのでしょうか？

（ただし、EDとは全く勃起しないだけでなく、十分に勃起しない、勃起が長続きしない、何回かのうちに1回はダメ、といったものもすべて含まれるのだそうです）

わたしも名古屋で行われた日本泌尿器科学会でゲストスピーカーとして呼んでいただいたり、EDの学会誌で著名な専門医の先生と対談させていただいたりするなど、EDについて日々知識を深めるようにしています。

最近では岩手県の安比高原スキー場で開かれた抗加齢医学会の勉強会で、帝京大学医学部泌尿器科の主任教授でいらっしゃる堀江重郎先生から、EDに対する興味深いアプローチを伺いました。

堀江先生いわく、EDは最初に気づく生活習慣病なのだそうです。つまり、**EDを勃起機能障害と見るのではなく、血管内皮の障害と見るわけです。**

陰茎の動脈は心臓の動脈や頸動脈に比べかなり細いので、動脈硬化の障害を最初に受けます。つまりEDの症状がみられるということは、陰茎の動脈が狭くなっているということであり、それは同時に、他の動脈も狭く、硬くなっている疑いがあるわけです。

高脂血症も、高血圧も、糖尿病も、最初はみな自覚症状がありませんから、なかなか気づくことができないままに症状が進行してしまいがちです。しかしEDには、はっきりした自覚症状があります。

みなさんも、ご自分がEDではないかと感じたら、生活習慣病をチェックしてみましょう。生活スタイルの改善からすべての道が開けます。

資料7　EDは動脈硬化で起きる最初の生活習慣病

臨床所見	ED	無症候性虚血/不安定狭心症急性心筋梗塞	一過性脳虚血発作脳卒中	間欠性跛行
動脈径（mm）	陰茎動脈（1～2）	LAD(左前下行枝)近位部（3～4）	内頸動脈（5～7）	大腿動脈（6～8）
動脈内腔の閉塞（%）	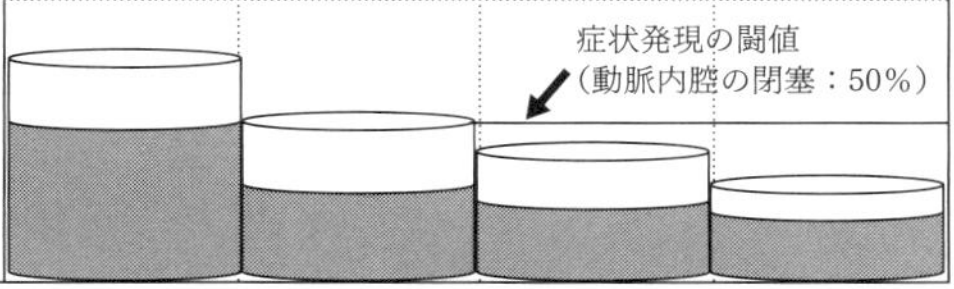			
	ED	冠動脈疾患	脳血管疾患	末梢動脈疾患

40◉右手の薬指の長さが男の活力の指標？

「指の長さは、胎児期に浴びた性ホルモンの量によって決まる」ということは、今や一般的にかなり知られている事実です。つまりお母さんのお腹の中でエストロゲン（女性ホルモン）を多く浴びると人差し指が薬指より長く、テストステロン（男性ホルモン）を多く浴びると薬指の方が人差し指よりも長くなるということです。

しかもイギリスのリバプール大学の動物行動学者マニング博士が1998年に発表した研究結果によると、右手の薬指と人差し指の差が大きければ大きいほど男性はテストステロンの値が高く、精子の数が多く、その質が高いということです（ちなみに左手は全く関係ないのだそうです）。

男性を対象にした講演会などでこのことをお話しすると、その後の懇親会で「僕は関節ひとつ薬指が長いよ」とわざわざ見せにきてくださる楽しい方がたくさんいらっしゃいます。講演内容をしっかり聴いてくださった証ですから、嬉しい限りです。

ケンブリッジ大学でロンドンのシティーに勤める44人の男性トレーダーを調べたところ、薬指の長いグループは短いグループに比べ、一人平均約7800万円多く利益を出していることがわかりました。稼ぐ力も薬指と人差し指の比によるのでしょうか？

また薬指の長い人は脳の数学的思考をつかさどる部位が、人差し指が長い人は言語的思考をつかさどる部位がより発達しているともいわれています。

セクシーな指を演出するために

指が男の活力の一大指標だとしたら、女性が男性の指先をチェックするのは当然の行為です。つまり、皆さんの指は知らないうちに女性にしっかり見られているのです。そこで提案です。次の2点について、日頃から気をつかうようになさってはいかがでしょう。

❶こまめに爪を切る

女性の間でネイルケアは一般的ですが、男性もこまめに爪をカットしましょう。指の爪は約6ヶ月で生え変わります。そのときに深爪にならないことが基本です。深爪になると、外傷や感染に敏感になるためです。さらに手洗いをするときに爪ブラシを使うなどして、より清潔なネイルを心がけましょう。

❷保湿する

寝る前にハンドクリームをつけましょう。爪をつくっているたんぱく質のケラチンは死んだたんぱく質なので、外から栄養を与えても吸収しませんが、爪の乾燥を防ぐことは、きれいな指先に不可欠です。また保湿することで、しっとりとした色気のある男の手になります。

以上、ぜひトライしてください。また、時間があるときは右手の薬指を引っ張って、少しでも伸ばそうとしてみてはいかがでしょう。今からでも男力が磨けるかもしれませんよ!?

41 ◉ バイアグラの常識、ウソとホント

髪の脱毛を止めるために「5アルファ還元酵素」という酵素を阻害する酵素阻害薬があるように、EDを助けるには「PDE5」という酵素を阻害するPDE5酵素阻害薬＝バイアグラ、レビトラなどがあります。

これらPDE5酵素阻害薬は1998年5月にアメリカで初めて発売されました。そして日本で認可されたのは、1999年3月。たったの10ヶ月というタイムラグです。それまでは新薬の認可にあきれるほど時間がかかっていた日本においては、驚くほどスピーディーに事が運びました。男性にとって（特に認可業務に携わる年代にとって）この問題がいかに重大なのか、わたしはこのとき、あらためて感じたものです。

バイアグラは、知名度こそ抜群ですが、いまだに「危険な薬」「心臓に悪い」といった悪いイメージを持っている方が多いのも事実です。バイアグラなどのPDE5酵素阻害薬

はニトログリセリンなどの亜硝酸薬と一緒に飲むと血圧が急に下がるので、狭心症などの心臓病を持つ人は飲めませんが、すべての男性にとって「飲めば心臓に悪い」ということはありません。無知というのは恐ろしいですね。

次世代バイアグラ「シアリス」とは

バイアグラやレビトラの効果の持続は4時間程度ですが、次世代バイアグラといわれるED治療薬シアリスは、成分であるタダラフィルの血中滞留濃度が高く、最長36時間有効です。しかもその間刺激がなければ普通の状態ですので、不自然さはありません。またバイアグラは空腹時でないと効果が出にくいですが、シアリスは食事の有無に関わらず服用が可能です。

こちらは2003年にアメリカで販売が開始され、日本では2007年に製造販売を認可されました。

42 ◉ バイアグラは男性ホルモンを増やし、老化を防ぐ?!

2008年12月号の日本抗加齢医学会雑誌に帝京大学医学部泌尿器科主任教授の堀江重郎先生が「EDからアンチエイジングを考える」という総説を書かれました。大学で行ったEDと酸化ストレスと男性ホルモンの研究についてです。

パートナーのいる健康（通院していない）な男性128名、平均40・5歳（25～59歳）のED、酸化ストレス、唾液テストステロンを測定したところ、「EDなしor軽度のED」と「中程度以上のED」の男性で比較すると、後者は有意に酸化ストレスが高く、唾液テストステロンが低いことが分かりました。

本書を読み進めているみなさんでしたら、これは十分予想できる結果だと思うのですが、ここからがこの研究のユニークなところです。

先生のお話では「ニューヨークタイムズで『ヨーロッパでは週末にバイアグラなどのP

DE5酵素阻害薬を服用する行為が、週末にちょっと良いワインを飲もうか、という感覚と同じ気軽さで広まっている』という記事を読んで、ヒントを得ました」ということなのですが、右の測定で「中程度以上のED」という結果になった人たちに、バイアグラを週末定期的に一錠（50ミリグラム）、6ヶ月服用してもらうという実験を行ったのです。

この場合、性行為は関係ありません。ただしパートナーとテレビを見たり、読書をしたり、同じ部屋でゆったりと時間を共有することを条件にしたそうです。すると驚いた結果がでました。

バイアグラ服用前と服用6ヶ月後では、なんと唾液中のテストステロンが2倍に増えていたのです。そして酸化ストレスの指標も3分の1に減少していました。この研究結果は国際学会でも発表され、大きな反響を呼んだそうです。

バイアグラは酸化ストレスを低下させる

酸化ストレスは老化の最も大きな要因です。わたしたちがエネルギーをつくるとき、活性酸素というDNAやたんぱく質に炎症を起こして変質させる物質を同時につくりだします。これが酸化ストレスです。酸化ストレスが高いということは、それだけ細胞や臓器がダメージを受けているということです。その値が3分の1になったのですから、これはすごいアンチエイジング効果です。

EDの救世主バイアグラは、「いざ」というときの4時間をサポートしてくれるだけでなく、アンチエイジングそのものにも効果があるのです。しかも次世代バイアグラのシアリスを継続的に飲むと血管が若返るという報告もあります。

7

［各論Ⅵ］

食事・栄養

43 ◉ 昔の日本の食事がいいという思い込み

飽食の時代に警鐘を鳴らすためでしょうか。「昔の食事こそが理想的」「健康のためには粗食がのぞましい」という言説をときどき耳にします。昔の日本人の食生活は健康的だったというわけです。本当でしょうか?

結論から言うと、それは妄想です。江戸時代の日本人の平均寿命は26歳くらい、徳川幕府は動物の肉を食べることを禁止し、人々はたんぱく源を植物に依存するしかありませんでした。皆が慢性的な低たんぱく質状態で、多くの塩分を含む漬物や汁物をおかずとし、穀物をとっていました。しかも女性は出産で死ぬことも多く、男性よりも平均寿命が短かったのです。

明治・大正に入っても日本人の動物性たんぱく質の摂取量は平均3グラムしかなく、塩は20グラムという多さ。庶民は塩辛いおかずで大量の穀物をとる食事スタイルでした。そ

資料８　日本人の平均寿命

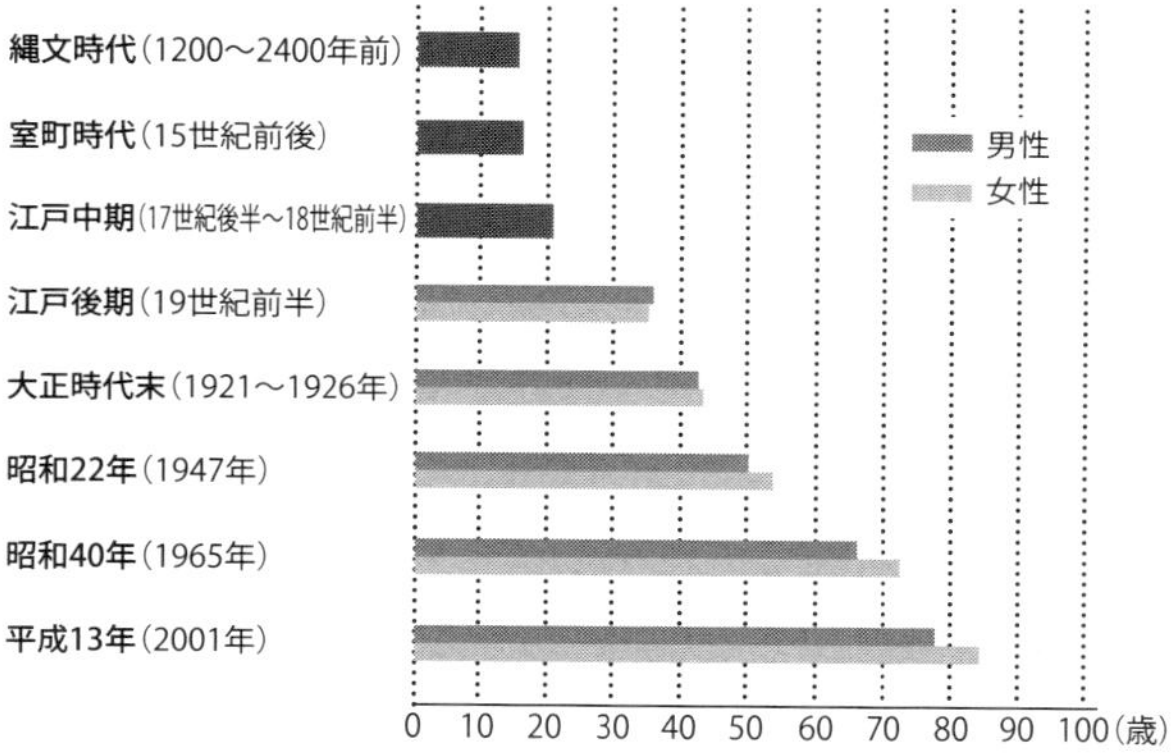

前田昭二『東京ジージ百歳まで！』P76 より

のため血管の老化が早く、今では考えられませんが、大正末期、１９２０年過ぎの日本人の平均寿命は40歳ちょっとでした。一方、同じ時期のアメリカ人の平均寿命は60歳。約１・５倍の差があったのです。

そして第二次世界大戦直後の日本人の寿命は50歳です。当時肉や魚を豊富に食べていた北欧諸国の平均寿命がすでに70歳を上回っていましたから、明らかに動物性たんぱく質（肉・魚・卵）の不足に原因がありました。

世界の平均寿命の推移をみても日本人の平均寿命が先進国レベルの60歳を超えたのは、戦後１９５０年代になってからです。

戦後の平均寿命の延びの主な要因は、

①肉食の一般化による栄養の改善
②公衆衛生意識のアップ
③感染症の減少

です。昔の日本の食事は成人病になる要素がなかっただけで、根本的にはよくなかったのです。

十分なタンパク質が必要

一方、アメリカでは肥満が国をあげての大問題になっています。彼らのカロリー過多の主な原因は糖質と脂質の摂りすぎです。わたしもアメリカに約6年暮らしていましたが、一般的なアメリカ人は食べ物に対して非常に保守的で、同じものを繰り返して食べることを好みます。ピザ、ハンバーガー（パテには混ざりものや脂質が多く、たんぱく源とはいえない）、ポテト、マカロニチーズ、タコスなどのファーストフードを食べて、甘い炭酸飲料を飲む。これではでん粉質とトランス脂肪酸（植物油に水素添加して固形油脂をつくるときに生じ、血中のコレステロールを上げる）を含む脂質と砂糖が多いだけで、栄養的には非常に乏しく、しかもカロリーが高い食事です。

かつては頭の先から足の先まで豚を食べ、塩分の摂取量が日本一低かったため、断トツの長寿を誇った沖縄が、「栄養的に乏しく、カロリーが高い」アメリカ的食生活の強い影響で、特に男性の寿命順位が急落しているのもうなずけます。

カナダの高名な循環器内科医ウィリアム・オスラー博士は「**人は血管とともに老いる**」といいました。血管はコラーゲンやエラスチンというたんぱく質でできています。人間の生命を最も左右する血管をいつまでも若々しくするためには、十分なたんぱく質が不可欠です。栄養に富んで、カロリーの低い食事をわれわれは目指しましょう。

44 ◉ 「肉はダメ、野菜がいい」は間違い?

この食材を毎日食べたら体にいいというものはこの世に存在しません。すべての現象もそうですが、物事は一面的ではないのです。

たとえば玄米は栄養も豊富ですし、次項でご紹介するアンチエイジング的な食べ方として注目されている低グリセミック・インデックス食事法では、玄米は白米に比べ細胞を傷つけるインスリンを分泌させる量が約半分になっています。また玄米の外皮に含まれるフエトン酸が重金属をはじめとする発がん物質を吸着し体外に排出して、がんを予防するといわれています。

しかしその反面、外皮には土壌にあるカドミウムや鉛などの有害重金属が多く含まれています。わたしがエグゼクティブ・プロデューサーを務めるアンチエイジング専門のAACクリニック銀座でも、発疹やかゆみなどのアレルギー症状の原因が「玄米の常食」だったというケースが複数ありましたし、消化の悪い玄米によって胃をこわしたというケースもよく耳にします。消化器系外科専門医の第一人者でいらっしゃる前田病院総院長の前田昭二先生も「現代の健康的な生活とは、食べる楽しみのある生活です。トータルに考えて玄米を食べるより、おいしい白米を食べて、きちんとサプリメントを飲みましょう」とおっしゃっています。

このように、玄米だけでも、いい点と悪い点があるのです。

食事はバランス&バラエティ

要するにいろいろな食材を、おいしく、楽しく（ただし食べ物に対する基礎知識を持って、オーバーカロリーにならないようにする）食べることが基本です。食事はバランス&バラエティなのです。

最近の風潮として「肉はダメ、野菜がいい」といわれますが、これも間違った考え方です。5大栄養素のたんぱく質、脂質、糖質、ビタミン、ミネラルはどれも大切。特に人間

資料９　成人男子の人体構成

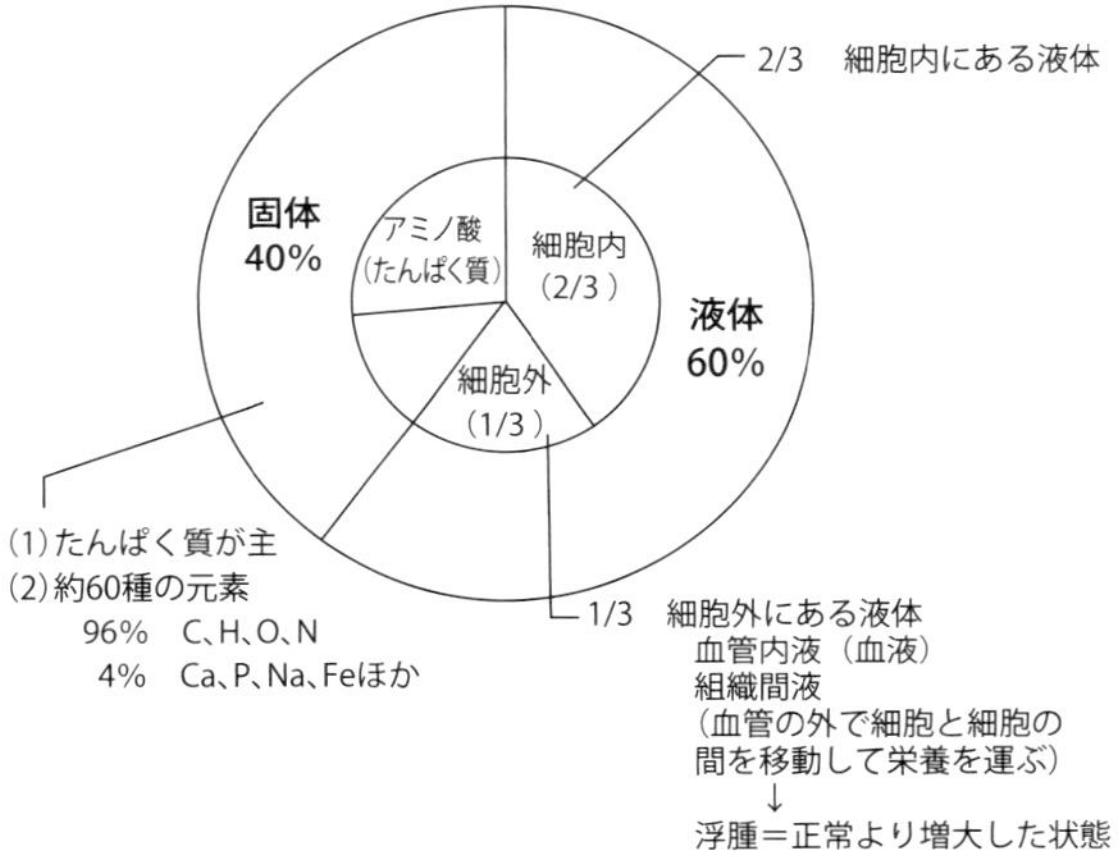

前田昭二『東京ジージ百歳まで！』P69 より

の身体は60%が水分、残りの固体の部分のほとんどがたんぱく質でできています。

人間の身体の基本でたんぱく質が不足することは、すぐに老化につながります。

抗加齢医学会の季刊誌に、「百寿者に訊け」という連載企画があります。編集長でもあり、慶應大学医学部眼科教授で抗加齢医学会の副理事長でもある坪田一男先生が、実際に１００歳以上の元気なお年寄りを訪ねてインタビューするというもの。そのなかに菜食主義者という方はいらっしゃいません。

聖路加国際病院の名誉院長の日野原重明先生も総カロリーは抑え気味ですが、ステーキなどのたんぱく源はきっちり摂っていらっしゃいます。また脂質は細胞膜を構成しており、細胞をふっくらと保たせて守るはたらきがあります。

脂抜きダイエットでは、体重を落とすことはできますが、同時に肌はカサカサ、髪はパサパサになります。潤いも色気もあったものではありません。脳科学、脳トレなど、今や脳は超人気アイテムですが、脳の栄養になるのは糖質のみ！　他の栄養素は脳のエネルギーにはなりません。極端な糖質カットを行うと脳がはたらきませんからご用心ください。

これだけでも野菜がすべてでないことがお分かりいただけると思います。

５大栄養素をいろいろな食材からバランスよく摂る……当たり前ですがこれが真実です。

45 ◉ 最新アンチエイジング的食事法とは

インスリンの数値を上げない……これが最新アンチエイジング的食事法です。

食事をすると当然血糖値が上昇しますが、そのとき、それを下げようとインスリンが分泌されます。インスリンは細胞を傷つけ、老化を促進するホルモンです。年をとっても健康な男性は、低インスリン、高ＤＨＥＡ傾向が強いといわれています。インスリンの数値を上げないためには、**とにかく血糖値を急激に上げない食事をすることが大切です。**そこで低グリセミック・インデックス（ＧＩ）食事法です。食品の血糖上昇指数に基づいて、指数の高い（70以上）食品を意識して控えるというものです。指数はインターネットなどに掲載されていますので、一度チェックしてみるとよいでしょう。

日常生活に取り入れやすいように、低ＧＩ食事法の要点をシンプルにまとめてみました。

❶炭水化物の摂取量を、いままでの3分の2から半分にする

アメリカ国立栄養記録調査（NHANES）は「1970年代初頭のアメリカ人男性の1日平均取得カロリーは2450キロカロリー、2000年には2618キロカロリーに増えているが、その増加のほとんどが炭水化物からのカロリーだった」と報告しています。ファーストフードは炭水化物の固まりなのです。

❷たんぱく質を意識して、もちろん野菜もたっぷり!

❸食べ方にも一工夫

急激に血糖値を上げないためには、一口めに炭水化物を食べないことです。ご飯からではなくおかずから、ケーキからではなくミルクティーやコーヒーから。乾杯のときは仕方がありませんが、晩酌のときは、お酒をぐいっといく前に、おつまみを一口食べるといいでしょう。

さらに注意ポイントです。

- ＧＩ値が低い食品でも食べ過ぎると太るし、逆にＧＩ値が高い食品でも一回の量が少なければ問題ない。食事の楽しみ方を工夫すること。
- ＧＩ値は調理法などによって大きく変わる。あくまで大まかな目安でしかない。
- 主食はやや控えめにはするものの、それでも、エネルギーの源。エネルギーが不足すると、少ないエネルギーで生きていくことになるためエネルギーを消費しにくい体質となる。「おかず」だけにしてしまうと、脂質の摂取量が増えて、体脂肪が増加してしまう場合もあるので注意。
- 「ＧＩ値が低い食事＝消化が遅い食事」。胃腸や体調がよくない場合は消化の良いものを食べること。

バランス感覚をはたらかせて、極端に走らず、毎日の食事に生かしてください。１年後のあなたは変わっていますよ。

46◉現代人はたんぱく質不足?!

「みなさんはたんぱく質不足です！」というと驚かれるかもしれません。

人間の身体の60％が水、残り40％の固体のうちのほとんどがたんぱく質でできています。たんぱく質は体内で分解されてアミノ酸になりますが、その種類は約300あります。様々な組み合わせによって、人間の組織をつくる10万種類というたんぱく質に再合成されます。そのうち8つのアミノ酸は体内では合成できないので「必須アミノ酸」と呼ばれ、食べ物から補給します。ひとつのアミノ酸でも不足すると、アミノ酸はたんぱく質に変換されなくなってしまうので、バランスのよい食事が重要です。必須アミノ酸の中でもリジンは植物性食品にはほとんど含まれないので、動物性たんぱく質を食べることが不可欠です。

では、あなたは1日どのくらいのたんぱく質が必要なのでしょうか？　WHOなどによると、体重の約1000分の1といわれています。あなたが70キロだったら70グラムということです。

でもこの70グラム、実はかなり意識しないと意外に摂れないものです。

たとえばステーキを200グラム食べても、当たり前ですが、200グラムすべてがたんぱく質ではありません。たんぱく質はそのうちの30グラム強です。だとしたら、ステーキを500グラムぐらい食べないと、必要なたんぱく質の量が満たせません。しかもサーロインだと200グラム中50グラム以上が脂質です。

そこでプロテインスコアの登場です（左ページ資料10）。たんぱく質の優劣を点数化したものです。たんぱく質の優劣は必須アミノ酸の量とバランスで決まります。必須アミノ酸の比率が、人間の身体の組成比率に近いほど良質です。満点を100とし、スコアが高いほど「良質のたんぱく質」になっています。

この表をみるとプロテインスコアは肉類も高いのですが、魚や貝類も高くなっています。たんぱく質を肉だけに頼っては、脂質を多く摂りすぎて、大腸関連の病気にかかりや

資料10　プロテインスコア一覧表

食品名	プロテインスコア	含量(g)	必要量(g)	食品名	プロテインスコア	含量(g)	必要量(g)
卵	100	12.7	79	すじこ	66	25.0	61
シジミ	100	5.6	179	サケ	66	20.0	58
サンマ	96	20.0	52	たらこ	64	26.0	60
イワシ	91	17.5	63	うどん	56	2.6	687
豚肉	90	13.4	83	大豆	56	34.3	52
カジキ	89	18.3	48	なっとう	55	16.5	110
アジ	89	20.0	56	ソラマメ	55	7.0	260
鳥肉	87	21.0	55	アワビ	54	23.4	79
イカ	86	17.0	68	高野どうふ	52	49.4	36
そば	85	3.3	357	とうふ	51	6.0	327
ロースハム	84	18.6	64	トウモロコシ	51	3.8	516
チーズ	83	25.2	48	ピーナッツ	48	25.4	81
牛肉	80	19.3	65	ジャガイモ	48	1.9	1097
牛乳	74	2.9	466	食パン	44	8.0	284
オートミール	74	13.5	100	みそ	44	12.5	162
エビ	73	16.0	86	サヤエンドウ	36	3.1	772
米飯	73	6.2	652	マッシュルーム	23	3.7	1175
カニ	72	20.0	69	シイタケ	18	1.5	3700
タコ	72	14.6	95	コーンフレークス	16	9.0	694

※プロテインスコア…食品に含まれるたんぱくの「良質度」
※含量…食品100gに含まれるたんぱく量
※必要量…プロテインスコア100に換算してたんぱく質10gの摂取に必要な食品量

前田昭二『東京ジージ百歳まで！』P87より

資料11　栄養摂取量の推移

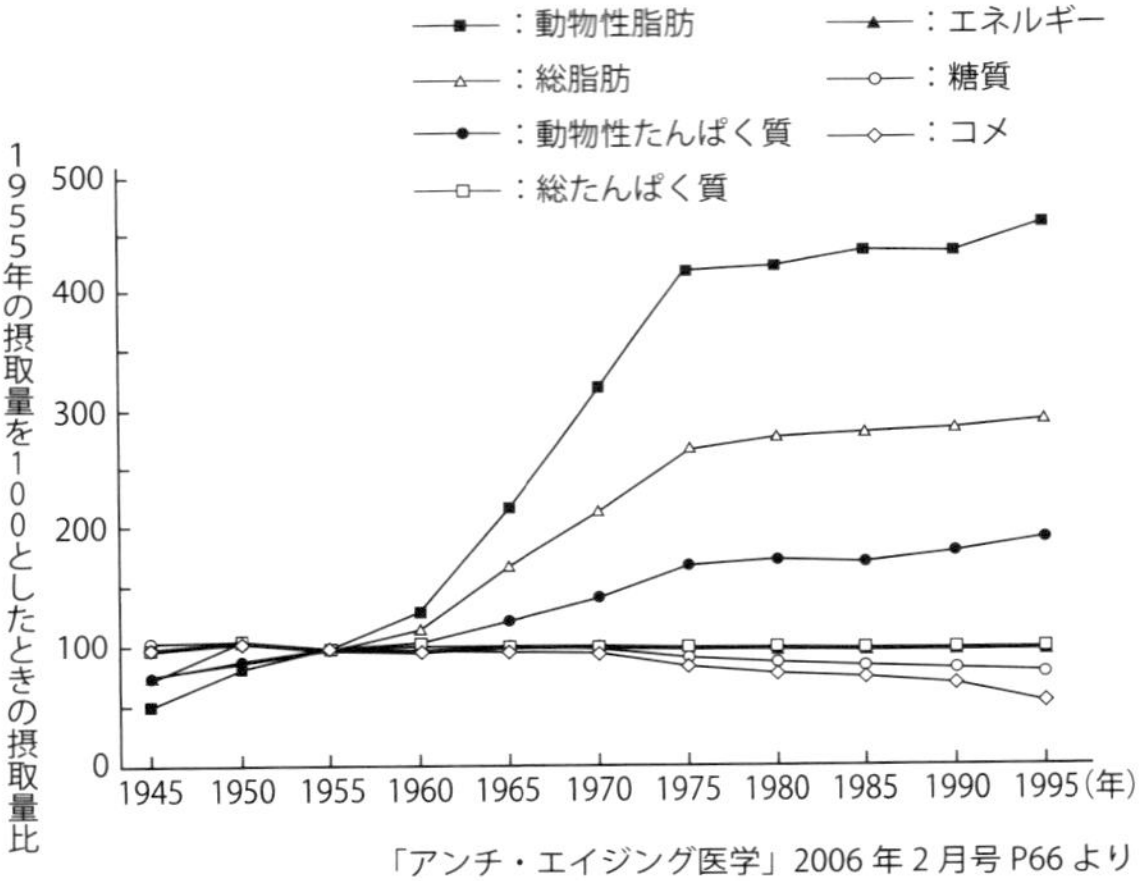

「アンチ・エイジング医学」2006年2月号P66より

すくなります。ここでもバランス&バラエティ、プロテインスコアの高い様々な食品を組み合わせてください。また同じ牛肉でも部位や調理法によってカロリーが大いに違ってきます。もちろんたんぱく質をたっぷり摂ったら、代謝を助ける触媒作用のあるビタミンやミネラルの十分な摂取も必要です。

あなたが生涯現役を目指すなら、カロリーは低めで、滋養に満ちた食生活を心がけてください。

資料12　食品100グラムに含まれる脂質量

	低い		高い	
	食品名	脂質(g)	食品名	脂質(g)
肉類	鶏ささ身	0.8	牛テール	47.1
	鶏レバー	3.1	豚バラ	40.1
	豚もも	3.6	豚ロース	22.6
	豚ひれ	1.7	牛ひき肉	15.1
	牛赤身ひき肉	7.6	牛タン	21.7
	牛ヒレ	9.8	牛サーロイン(脂身つき)	23.7
	若鶏もも皮なし	3.9	鶏もも（皮つき）	14.0
肉加工品	ボンレスハム	4.0	サラミソーセージ	43.0
	プレスハム	4.5	ベーコン	39.1
	焼き豚	8.2	ウインナーソーセージ	28.5
	ローストビーフ	11.7	コンビーフ	13.0
	ショルダーベーコン	11.9	ロースハム	13.9
魚介類	さざえ	0.4	あんきも	41.9
	たら	9.2	まぐろ（とろ）	27.5
	えび	0.4	うなぎ	19.3
	いか	1.0	ぎんだら	17.5
	まぐろ（赤身）	1.4	ぶり	17.6
	かき	1.4	さば	12.1
	かれい	1.3	さんま	24.6
	まかじき	1.8	まいわし	13.9
魚肉加工品	はんぺん	1.0	身欠にしん	16.7
	かに缶（ずわい）	0.4	さんまみりん干し	25.8
	ツナ水煮缶詰	0.7	うなぎかば焼き	21.0
	かまぼこ	0.9	めざし	18.9
	かれい干物	3.4	ツナ油漬け缶詰	21.7
	あじひらき	8.8	だて巻き	7.5

前田昭二『東京ジージ百歳まで！』P178より

47 ◉ 男性ホルモンを強化する食べ物とは？

男性ホルモンを強化する食品は、ずばり前項で述べたプロテインスコアの高い食品です。卵、魚、肉、大豆製品……。つまり、人間の身体の中ではつくれない、8つの必須アミノ酸のバランスがとれている食べ物が良いのです。

2007年にアメリカのジェフ・ボルク博士が著した男性用科学的ダイエット本『TNTダイエット』では、体重を落とすのではなく、「脂肪を落とし、筋肉を育て、男性ホルモンを強化する」ことを目的にしています。「**たんぱく質を十分に摂りながら、炭水化物の過剰摂取に気をつけて、血糖値を低めに保ち、脂肪も適量とって筋肉トレーニングをする**」が基本方針。この場合も1週間のうち何日か（どのくらいの速さで脂肪を落とし筋肉をつけたいかにより日数が決まる）はかなり炭水化物を抑えた食事をとりますが、たんぱく質や脂肪には制限がありません。たんぱく質のほかには、左表を参考にしてください。

男性ホルモンを強化する食べ物

① アボカド
「最も栄養価の高い果物」としてギネスブックにも掲載。果肉の脂肪分は血液をサラサラにする不飽和脂肪酸を含んでいる。前立腺がんの予防が期待できる。

② ウコン
解毒酵素や抗酸化酵素の活性を高める。抗炎症作用があり、前立腺がんなどのリスクを減らす可能性が期待される。

③ ネバネバ食品（山芋、オクラ、あしたば、長芋など）
ネバネバ成分は「ムチン」と呼ばれる糖類とたんぱく質の複合体からなる粘性物質。たんぱく質を効率よく吸収させるはたらきがあり、新陳代謝や細胞の増殖機能を促進させ、基礎体力を強化する。

④ ニンニク
ドイツ保健省植物性医薬品委員会で認定されている。良質なたんぱく質と一緒にすると男性ホルモンの分泌量が増えることが確認されている。

〈その仲間のユリ科ネギ属〉

・タマネギ
かつては強壮剤として扱われた。ポリフェノールの一種のケルセチンが抗酸化、解毒作用をもつ。硫化プロピルが血液をサラサラにする。また善玉コレステロールを増やし、心臓の機能を強化するという報告もある。

・ネギ
古くから重宝されていて、日本書紀にも記されている。セレニウムの抗酸化作用はビタミンEの約500倍といわれ、血行障害や更年期障害の改善が期待される。

・ニラ
硫化アリルはビタミンB_1を体内に長く留めておく作用があり、昔からスタミナ増強食品として強精、強壮作用があるとされてきた。

48 ◉ コレステロールは健康の味方?!

40歳を過ぎると、コレステロールという言葉に敏感になります。

コレステロールは脂質の一種ですが、なぜか一般的に「健康の敵」というイメージが強いようです。コレステロールは60兆個ある人間の細胞の膜をつくっています。また脳や神経組織、副腎に多く含まれ、ステロイドホルモン、胆汁、性ホルモンの材料、つまり男性ホルモンの元です。コレステロールが不足すると細胞膜が弱くなり、血管の壁が弱くなります。また肝臓が不足したコレステロールをつくろうとするため、肝臓に負担がかかります。コレステロールを摂らない菜食主義のほうが脳出血や肝不全に陥りやすく、イメージに反して意外と短命なのはこのためです。もちろん高すぎると動脈硬化を起こして生活習慣病の原因になり、心筋梗塞の可能性が高まります。けれども低すぎても免疫機能が低下し、運動能力が劣化し、性的機能も衰えます。

高脂血症に関して日本人を対象とした初めての大規模臨床試験日本脂質介入試験(Japan Lipid InterVention Trial)では、コレステロール値が高すぎる場合だけではなく、低すぎるケースでも心筋梗塞が増えるという予想しない結果が出ました。

卵を食べてもコレステロールが上がる人と上がらない人がいる

ところで卵はコレステロール値を上げる食品と思われがちですが、本当でしょうか?
1919年、ロシアのアニチコフ医師が草食性のウサギに卵を食べさせるという大胆な実験をしました。ウサギのコレステロール値が顕著に上昇したため、アニチコフ医師は「卵を食べるとコレステロール値が上がる」と世界に警告しました。どうもこれが世界中で定着してしまったらしいのです。

けれども事実はちょっと違います。人間の場合、卵を食べてコレステロールが上がるか上がらないかは、その人が持っているHMG-CoA(ヒドロキシメチルグルタルCoA)還元酵素の量や活性によって決まります。ですから、卵を食べてもコレステロールが上がる人と上がらない人がいるのです。同じ量のお酒を飲んでも、その人の持っているアルコール分解酵素の量によって酔う程度が人によって違っているのと同じです。

コレステロールの大部分は肝臓や小腸で合成されます。体内でつくられる量を10とすると、食事からは約4の比率です。ある意味、コレステロールを多くつくることができるというのは、肝臓機能がしっかりしていること。東京都で平均寿命の最も高い小金井市のコレステロール値は全国平均を上回っているそうです。

体重は年齢が上がっていくにつれ、理想のBMI（Body Mass Index）値＝22ではなく、やや太り気味の人が最も死亡率が低いように、中高年になったらコレステロール値も少々なら高めのほうが、男性ホルモンもたくさんつくることができて、むしろ元気で長生きできると考えていいのかもしれません。

49 ◉ 男をサポートするサプリ

わたしはＡＡＣクリニック銀座というアンチエイジング医療施設のエグゼクティブ・プロデューサーを務めていますが、そこを訪れる患者さんで大量のサプリメントを摂取している方は、全員といっていいほど血液検査の結果が悪いのです。

その原因の多くはハーブの摂りすぎです。ハーブサプリメント＝天然物＝安全という間違った思い込みが、信じられないほど流布しています。

16世紀のスイスの医師パラケルススは「すべてのものは毒である。毒性が無いものはないからである。それが有害か無害かは量で決まる」と述べています。ハーブに限らず、ひとつのもの（たとえばビッグマックでも）を大量に摂取すれば有害になり得ます。サプリメントの摂り方もまずは食事の補助としてスタートしましょう。

良いであろうと思えるものからスタートする

2002年の成人の1日のビタミン所要量の充足率では男性はビタミンB1、B6とビタミンC、ビタミンEの所要量が下回っています。

ビタミンB1の多い食品：小麦胚芽、うなぎ、胚芽米、豚肉、落花生など
ビタミンB6の多い食品：まぐろ、さんま、さけ、さば、鶏レバー、バナナなど
ビタミンCの多い食品：柑橘類、アセロラ、キウイフルーツ、トマト、ブロッコリー、芽キャベツ、イチゴ、カリフラワー、ほうれん草、パセリなど
ビタミンEの多い食品：ひまわり油、米ぬか油、大豆油などの植物油、アーモンド、ひまわりの種などの種実類、小麦胚芽など

まずは食事の中で、右のようなものを取り入れましょう。

サプリメントの研究データは昔から多いのですが、健康な人を、より健康にすることを科学的に評価するのはなかなか難しいらしく、１９１９年、今から約１００年前に発見されたビタミンCさえも、その評価や使用量は定まっていません。同じく１９２２年に存在が示唆され、抗酸化物の代表選手であるビタミンEも、近年では有害論も出ています。

けれども5年前からサプリを定期的に飲み始めた筆者自身、健康のレベルが上がった実感と数値的改善がありますので、良いであろうと思えるものからスタートすることをお勧めしたいと思います。

たとえば、コストはかかりますが（2万円くらい）、一度サプリメントドックに行って、どんな栄養素が自分には不足していて、サプリとして何をとったら良いか調べてみる手もあるでしょう。

基本的にはマルチビタミンからスタートし、このストレス社会に対応するために抗酸化サプリ（コエンザイムQ10やαリポ酸など）を加えるといいでしょう。最近では、クルクミンと大豆イソフラボンを服用すると、前立腺の腫瘍マーカーであるＰＳＡ（Prostate Specific Antigen 前立腺特異抗原）の値が下がるという報告もあります。

また、マカやトンカットアリ、ソファンなどは効果のメカニズムがはっきりわかっていないものもありますが、精力増強サプリとして有名です。

50 ◉ お酒はやっぱり百薬の長

フランス語圏モナコで開催されたからでしょうか、わたしが参加した2005年の世界アンチエイジング医学会では、ワインの効用に関する発表がとても多かったのが印象的でした。

もちろんアルコールの長期大量摂取は肝臓だけでなく全身の臓器に様々な障害をきたします。2004年の日本のアルコール依存者は440万人、また慶應大学看護医療学部教授の加藤眞三先生によると、日本の入院患者の15％は飲酒に関連したものだそうです。

けれども近年、適量であれば、むしろお酒を飲まないよりは飲んだほうが死亡率が下がるという研究報告が増えています。

飲酒量と総死亡率の関係を相対危険度として、全く飲まない人の危険度を1とすると、男性の場合、1日ビール大瓶1本弱、日本酒1合、ワイン1杯強を飲んでいる人は0・9

と危険度が少なくなります（左ページ資料13）。飲酒量を徐々に増やしていくと、飲まない人と危険度は変わらなくなり、飲酒量が先ほどの倍（表では4・0未満）になると、危険度は1・06と、飲まない人より上昇します。

適量のアルコール摂取の良い面としては、

①血液抗凝固作用があり、心筋梗塞、脳梗塞が起こりにくい（反対に脳出血にはマイナス）
②神経伝達系列を刺激し、脳を活性化する
③コレステロール代謝がよくなり、HDL（善玉コレステロール）を上げる
④ワインなどのポリフェノール（特に赤ワインのレスベラトロール）は高い抗酸化作用があり、老化を防ぐ
⑤何よりもストレスを解消できる

といったことが挙げられます。

資料13　飲酒量と死亡率

	1日あたりの飲酒量（杯）						
飲酒量	0	1.0未満	2.0未満	3.0未満	4.0未満	5.0未満	6.0未満
相対危険度（男性）	1.00	0.88	0.93	1.01	1.06	1.20	1.37
相対危険度（女性）	1.00	0.88	1.13	1.33	1.47	1.47	1.58

※ここで示されている飲酒量の1単位は、純エタノール約10グラムに相当する。
したがって、2単位はビール大瓶1本弱、日本酒約１合に相当する。

「アンチ・エイジング医学」2005年11月号P87より

ただし、量を守ることが大切です。そうでないと大脳新皮質を麻痺させ、大脳抑制作用がとれて、日本を代表する男性アイドルグループのメンバーが起こした不祥事からも分かるように、本能の赴くままに傍若無人の行動や会話をすることになります。日本では「酒の席のこと」と非礼や失敗を大目にみる傾向がありますが、世界的には全く通じない理屈です。

また適量を守っていれば、休肝日をあえて設ける必要はありません。ただしお酒を飲む場合、必ずおつまみ（豆、魚、肉などのたんぱく質）を一緒に食べてください。

51 ◉ 老化とは乾燥すること

成人男性のからだの60％が水分です。体の部分でいえば、血液の90％、脳の80％、網膜の92％が水分でできています。

ところが、年をとるにつれて人は脱水しやすくなり、乾燥してきます。トマトを外に出しておくと、だんだん干からびてくるイメージです。新生児のときは80％あった身体の水分は、徐々に低下して、老人になると50％以下になることもあります。水分が不足すると血液がドロドロと粘り気のある状態になり、脳梗塞、心筋梗塞といった血管が詰まる病気を起こす要因になります。若々しくいるためには乾燥をいかに防ぐかが大切なのです。

人間の体内からの水分排泄量は、静かに横たわっている成人男子で、1日2・5リットル。もちろん体を動かしたときや暑いときなどは、それ以上の水分が排出されます。

排出される水分の内訳は、

尿　　　：1・2リットル
糞　便　：0・3リットル
不感蒸泄：1リットル　（不感蒸泄＝呼吸から水蒸気として体外に吐き出される呼気および、皮膚表面から感知できない程度に分泌される汗）

ですから、これに等しい分だけの水分の補給が必要になります。

ちなみに1日に最低でも500ミリリットルの尿が出ないと、不要な物質が体内に溜まり、生命にとって危険な状態になります。排泄された水分はただちに補うことが必要です。

また尿には自然のデトックス効果があり、体内の毒素の20％を体外に排出しています。

人間は、水と睡眠さえしっかりとっていれば、たとえ食べものがなかったとしても2～3週間は生きていられると言われていますが、水を一滴もとらなければ、せいぜい4～5日で死んでしまいます。脱水症状を起こすと、体温を調節する汗が出なくなり体温が上がってしまい、汗や尿が出なくなるため体内に老廃物が溜まり、血液の流れが悪くなり、全身の機能が障害を起こして死んでしまうのです。

そこで排出した分と同じだけ水分をとるには、

飲料水：1・5リットル
食　物：0・7リットル
代謝物：0・3リットル（体内でたんぱく質や炭水化物、脂肪などが酵素によって分解されるときに排出される水分）

のバランスがよいとされています。

また脂肪組織には水分が乏しいので、メタボの人は体内の水分の比率が40％にまで減少します。水分の比率が低いということは老化が進んでいること、血液がドロドロしていることです。水分の観点からみても肥満はよくありません。

水道水は「安全でおいしい水」

最近は多くの人が、水をペットボトルで買って飲むようになっているようです。鉛の水道管やマンションの貯水槽の管理問題などから、水道水の健康、味、においに対する不満が生じていたためです。２００８年秋、わたしは東京都水道局から基調講演を頼まれたご縁で、現在の都の水道事情についてあらためて勉強しました。

確かに、かつては下水が完備されていなかったり、浄水技術が未熟だったりしたため、「安全な水」と「おいしい水」が両立しなかったのですが、現在の都の水道水のレベルはわたしたちが考えている以上に高くなっています。水道管は完全に取替えられ、高度浄化システムによって、においもほぼゼロ。「安全でおいしい水」はかなり実現しているのです。

浄水槽のチェックがすすめられ、新技術による直接給水システムで、すべての小学校をはじめ、かなり高い階数にまで水道管からの水が直接行き渡るようになっています。

けれども過去のイメージにまだ引きずられている部分も多く、一般市民の理解を得られていないのも事実です。

しかし海外では環境ホルモンを気にして、健康に留意している人はプラスティック容器内に長く置かれているペットボトルの水ではなく、水道の水を飲むようになってきていま す。

わたし自身、なるべくペットボトルからではなく、自宅の水道の蛇口から水を飲むようにしています。

52 ◉ 健康、美容にいい水の摂り方

生活の中での水の摂り方です。以下の3点を基本にしてください。

① 1日1リットル以上を目標に

② 1日に6、7回くらいのタイミングでコップ1杯ずつ飲む

③ 乾く前に飲む……「のどが渇いたな」と思ったときには、すでに体内の水が不足しているという注意信号です。のどの渇きがくる前に水分補給をすると、様々な代謝がうまくいきます。つまり、②のタイミングです。

❶ 朝1杯の水を習慣に

朝起きたときのわたしたちの体は、寝ている間に大量の汗をかき、水分不足に陥ってい

る状態です。血液濃度も高くなっているため、朝一番の水分補給はとても大切です。水を飲むと胃腸が目覚めてご飯が食べたくなり、ご飯を食べるとお通じもスムーズになります。人間の自然のデトックス（解毒作用）は、75％が便、20％が尿、3％が汗、1％が爪、1％が髪の毛によって行われますので、毎朝、便通があることは非常に大切です。

❷ 3回の食事とともに

食事中や食事のあとの水は、口の中をさっぱりとさせて料理の味を引き立たせます。また、水に含まれるミネラル分も食事と一緒に体内にとり入れると、効率的に吸収されるといわれます。

アルコールを飲むときは、一緒に水をコップで1杯以上飲むようにしてください。水は身体が新陳代謝し、アルコールを効率よく排出するのを助けてくれます。

❸ スポーツのとき

運動中は大量の汗をかき、水分はもちろんミネラルも身体から失われてしまいます。体重の2％の水分を失うと軽い脱水症状に陥り、適切に水分補給をしないと、熱中症や熱けいれんを引き起こします。

❹風呂上がり

風呂上がりは、内と外から水分補給しましょう。風呂に入っている間に、たくさん汗をかいているので水分が不足した状態です。内からの補給としては、出ていった汗と同じくらいの水を飲むこと。外からの補給としては、お肌にもたっぷりと保湿してあげてください。

❺就寝前

就寝前の水分補給も大切です。睡眠中は知らない間にかなりの汗をかき、水分不足になって血液濃度が上昇することがあります。就寝中に脳溢血や脳血栓などの発作が起きやすいのはそのためです。

水にはカロリーがありませんから、太る心配はありません。けれども腎臓の機能が低下していると、体内の水がなかなか外へ出ていかないため、むくむことがあります。

また下痢をしたときは、大腸で水分の再吸収が行われなくなり、水がどんどん体外に排出されるので、水を補わないと脱水症状になり、身体の他の機能まで低下してしまいます。常温の水を少しずつ補給しましょう。

8

［各論Ⅶ］

睡眠

53 ◉ なぜノンレム睡眠が必要なのか？

最近あらためて、睡眠の大切さについて耳にする機会が増えました。睡眠のメリットには、次のようなものがあります。

①睡眠中は何も食べないので、胃腸、心臓など内臓への負担が減る
②活性酸素の発生を抑え、NK細胞（免疫力が強く、活性酸素をなくす）を増やす
③成長ホルモンが出る
④内臓の安静によって、血流が増える（肝臓7倍、すい臓3倍）

③について少し詳しく説明しましょう。みなさんは「ノンレム睡眠」という言葉をご存じでしょうか。睡眠は、「身体は眠っているが脳は起きている」、すなわちレム睡眠

（1953年にロシアの生理学者クライトマンが発見）と、「身体も脳も眠っている」ノンレム睡眠に分けることができます。

人はレム睡眠から始まって睡眠がどんどん深くなり、途中で寝入ってから30分くらいでノンレム睡眠に移行します。やがて睡眠は次第に浅くなり、レム睡眠になっていきます。人は睡眠中に、約90分のサイクルでこれを何度も繰り返しています。

赤ちゃんは浅い眠りのレム睡眠が多く、全体の50％を占めています。ですから長時間眠ることが必要なのですが、大人になるとレム睡眠の割合は半分の25％程度になり、深く眠っている時間が長くなるので、睡眠時間は短くてすむようになります。

成長ホルモンはその名のとおり、子どもには身長を伸ばすためにはたらき、大人には活力を生み出すはたらきをするホルモンです。そして成長ホルモンのほとんどは、寝入ってから最初にくるノンレム睡眠と、2回目にくるノンレム睡眠のときに分泌されます。ということは、**最初の3時間の睡眠の質をいかによくするかで成長ホルモンの分泌量が変わり、あなたの活力度が変わる**というわけです。

睡眠時間はどのくらいがちょうどいいのか

ベストの睡眠時間については明確な答えは出ていませんが、7時間くらいが最適ではないかといわれています。

ナポレオンや森鷗外のような短時間睡眠者は1日を効率的に使うことができるため、理想的のようにも思えますが、人生全体で捉えると、結局は短命に終わる人が多いようです。反対にアインシュタインやノーベル賞受賞者の小柴昌俊先生などは1日10時間以上眠る、長時間睡眠者なのだそうです。

54 ◉ 睡眠の質を高め、成長ホルモンを増やすための7要素

睡眠の質を改善して、成長ホルモンをより多く分泌させるためには、以下の要素に気をつけるといいでしょう。

❶**光**……一般に、寝室の明るさは20～30ルクスがよいとされています。これは、おぼろげにものの形がみえる程度です。もちろん人によって好みがあります。要は、自分にとって最も眠りやすいと思える明るさがベスト。

❷**温度・湿度**……理想的な室温は夏が25℃、冬は15℃、湿度は年間を通して50％といわれています。

❸**音**……外の音は二重サッシや雨戸、厚手のカーテンなどで防音対策をしましょう。

❹**マットレスの硬さ**……柔らかすぎると身体が沈み込み、その部分に圧力がかかるため、腰痛や肩こりの原因になります。逆に硬すぎると、毛細血管が圧迫される、寝返りがしにくいといった問題が生じます。マットレスには、重心のかかる頭・肩・腰などをしっかりと支える適度な硬さが必要なのです。

❺**枕**……理想的な枕の条件は、頸椎の自然なカーブが保てる高さと形状であることです。頭を乗せたときに背骨から頭にかけてのラインに無理がないか、その高さをチェックしてください。

❻**かけ布団**……汗を吸収しやすく、保温性があり、軽いものがベスト。

❼**におい**……アロマなどの香りを利用した精神のリラクゼーションは、快適な眠りのた

めにも効果的です。

寝る前の行動の注意点

ぬるめのお風呂にゆっくり浸かるのはＯＫですが、熱いお風呂に入るのはＮＧです。軽いストレッチをしたり、心を静める音楽を聴いたりするなど、自分流のリラックスタイムを持ちましょう。

寝酒は寝つきが良くなりますが、成長ホルモンが出るような深い眠りをもたらしません。カフェインは当然ですが、タバコも神経を高ぶらせるので避けましょう。

そして大事なことはいびきをかかないで寝ることです！

55 ◉ いびきとEDの関係

大きないびきをかいていると、一見豪快に寝ているように見えますが、そうではありません。いびきは、深いノンレム睡眠に入ることができていない証拠です。いびきは睡眠の質を落とす最大要因です。

最近、「睡眠時無呼吸症候群」という言葉を耳にします。これはいびきといびきの間に呼吸していない時間があるという症状で、呼吸をしていない時間が長ければ長いほど重症です。呼吸をしていない間は脳に酸素が送り込まれず、心筋梗塞や脳血管障害などの危険がぐっと高まると同時に、眠りが浅いために何時間寝ても寝足りない、元気がでないという症状が起こります。

2003年2月、新幹線の運転手が居眠りして、最高時速270キロで約9分間走り続け、駅を通過してしまった事件の原因が睡眠時無呼吸症候群だったことで、この病気の認知度がにわかに高まりました。

実はこの病気の潜在的な患者数は最近の疫学研究では日本人の300万人にものぼり、特に男性に多いといわれます。けれども睡眠検査が一般の病院では普及していないことと、眠気を自覚している人が少ないため、適正な治療を受けている人は約11万人、全体の3％強にすぎません。

●睡眠時無呼吸症候群はＥＤの原因?!

いびきは風邪をひいたときや疲れているときなどに一時的に誰でも起こる症状ですが、慢性化すると身体が慢性的な酸素不足に陥りやすく、心身に様々な悪影響を与えるのです。

そのひとつがＥＤです。**いびきによって睡眠の質が低下すると、大人の元気の元である成長ホルモンが、ノンレム睡眠中に分泌されなくなります。**そのうえ、無呼吸になると血液中の酸素濃度が低くなります。すると脳の視床下部や脳下垂体のはたらきが停滞し、テストステロンの分泌を指令しなくなるのです。

ＥＤは一般に、ストレスや不安などの心理的要因や糖尿病などが原因で生じるものと思われていますが、大きないびきを伴う睡眠時無呼吸症候群が原因の場合も多いのです。というわけで、ＥＤにならないように、またＥＤとまではいかなくても気力を消失させないように、いびきをかかない工夫をしましょう。

ちなみに、睡眠時無呼吸症候群と診断された場合、現在もっとも有効とされているのは「ＣＰＡＰ（シーパップ）治療」です。これは１９９０年代の前半にシドニー大学のコリン・サリバン氏によって確立された治療で、睡眠時に鼻マスクを着装し、小型の装置から一定の圧力をかけた空気を送り、気道を広げ、無呼吸を防ぐというものです（保険が適用されます）。

睡眠の質がＥＤにまで関係してくるとは思ってもみなかった、という方が多いのではないでしょうか？

56 ● いびきをかかないための9つの工夫

休息は肉体的な疲労だけでなく、精神的なストレスも解消してくれます。良質な睡眠を得るためには、睡眠中の呼吸障害である「いびき」をかかなくするための工夫が不可欠です。ポイントを9つにまとめましたので、見ていきましょう。

❶太らない

いびきの最大の原因は、あごの周りに脂肪がついて気道を圧迫する、もしくは気道自身が狭くなるためです。睡眠時無呼吸症候群の患者は40歳から60歳で、BMI（体格指数）値25～30という軽度肥満の男性がいちばん多いのです。

適度な食事と運動は、健康の基本です。そのことを忘れないでくださいね！

❷あごを使う

とはいっても、睡眠時無呼吸症候群の患者の3割は「太っていない人」です。では、なぜあごに脂肪がついていないのにいびきをかくのかというと、その原因は、「平らな顔」「小さなあご」などの顔面骨格構造にあるのだそうです。そして、それは東アジア人の特徴です。

最近は特に柔らかい食べ物が増え、日本人のあごの発達がますます悪くなる傾向にあります。中年になってもしっかりした歯で硬いものも食べましょう。

❸マウスピースを使う

歯の噛み合わせが深い人は気道を圧迫しやすいので、いびきをかく確率が高くなります。そんな人には、マウスピースをおすすめします。マウスピースで下あごを前に出すと、気道が確保されます。2004年より保険適用になったので、1～2万円の自己負担でつくることができます。

❹口の中の筋肉を鍛える

口の中の筋肉も年齢とともに衰えて、気道を塞ぐ要因になります。99歳でアルプスをスキーで下りた三浦敬三さんは、舌を真下に強く突き出して10秒止めるという健康法を実践していました。真似をしてみると、舌の根元の筋肉が鍛えられるのがわかります。

❺横向きに寝る

仰向けに寝ると気道が閉じるため、横向きに寝るといびきが軽くなったり、場合によっては解消することもあります。睡眠姿勢の改善をポジションセラピーといいます。

❻自分に合った枕を選ぶ

一般に枕が高いといびきをかくといわれますが、これには根拠がありません。枕が低くても、いびきをかく人はかきます。枕の目的は、寝ている間も立っているときと同じような姿勢を保つためです。購入の際はアドバイザーに相談して、自分に合う枕を見つけましょう。

❼鼻スプレーと鼻腔テープを使う

口呼吸の原因になる軽い鼻づまりや鼻水を解消するのに鼻スプレーは効果的です。また市販されている鼻腔を広げるテープも効果的な場合があります。

❽お酒のコントロールと禁煙

飲酒は、少なくとも就寝4時間前までにしましょう。また喫煙は、のどの粘膜の炎症を起こし、血液の酸素濃度を低下させます。

❾レーザー治療を行う

気道が閉鎖してしまう部分を正常な状態に戻すために行われます。以前の外科的手術に比べて部分的に切除できるので、痛みが少ないことが大きなメリットです。

57 ● 昼夜逆転生活はダメ？

夜間勤務をしている人に心臓病、骨折、ガン、糖尿病のリスクが高く、代謝機能が落ちる傾向が高いということは知られてきましたが、その原因は昼夜逆転生活そのものにあるという調査結果が最近出たそうです。

この研究は、全米科学アカデミー（National Academy of Sciences）によるものです。被験者に寝る時間を少しずつずらしてもらい、意図的に睡眠リズムを狂わせるという実験を行ったところ、朝起きて夜寝るというサーカディアンリズムが崩れて体内時計がおかしくなり、身体の代謝ホルモンが狂ったはたらきをするようになりました。そしてそのことが、長期的には様々な病気の引き金になるという結果が得られました。

たとえば、あなたの身体が本来寝るべき時間に寝ていないと、レプチンという物質が生成されなくなります。レプチンは食欲の抑制をつかさどる物質です。最近、寝ない人は太るといわれる根拠です。また、通常よりもコルチゾールというストレスホルモンがたくさん生成されます。コルチゾールが高いとイライラして、つい口に物を入れたくなったり、血圧が高くなったりするといわれています。他に、実験では糖尿病と密接な関連を持つ血糖値やインスリンの増加が確認され、血圧も上昇したそうです。

　昼夜逆転しがちなＩＴ業界の方やブロガーのみなさん、ご注意ください！


　ただし若いころから昼夜逆転の生活を続けて１０４歳まで現役バリバリのオペラ歌手だった元日本イタリア協会会長の中川牧三さんのような方がいるのも事実。中川さんは１００歳を過ぎても毎朝3時過ぎに寝てお昼過ぎに起きる生活……数十年続ければ、体内時計をも変えてしまうということでしょう。ちなみに中川さんの好物は肉だそうで、「好きな物を食べ、好きなことをしています」とおっしゃっていました。

　イタリア音楽の布教に身を捧げた充実人生……やっぱり、ストレスのない生活に勝るものはないのかもしれませんね！

58 ◉ 朝起ちはストレスのバロメータ?!

わたしが主宰しているAAAC（朝倉アクティブエイジングクラブ）では、月に1～2回ほどアンチエイジングに関する情報をメール配信しています。ある号で夜間睡眠時勃起について書いたところ、男性会員から大きな反響があったことから、わたしは男性でもこのことを知っている人は多くないと実感しました。

睡眠において、ノンレム睡眠とレム睡眠が繰り返されることは先に述べました。そして、脳が寝ているノンレムのときに成長ホルモンが分泌されることも申しあげました。

反対にレム睡眠のときは、体の機能が完全に停止しないように副交感神経が興奮し、各内臓器官を動かしています。そのときに夢をみたり、眼球が動いたり、寝返りをうったりするわけですが、同時に男性は勃起をします。これは特に性的に興奮しているからではなく、あくまで脳の生物学的生理反応によるものです。

資料14　レム睡眠と勃起のサイクル

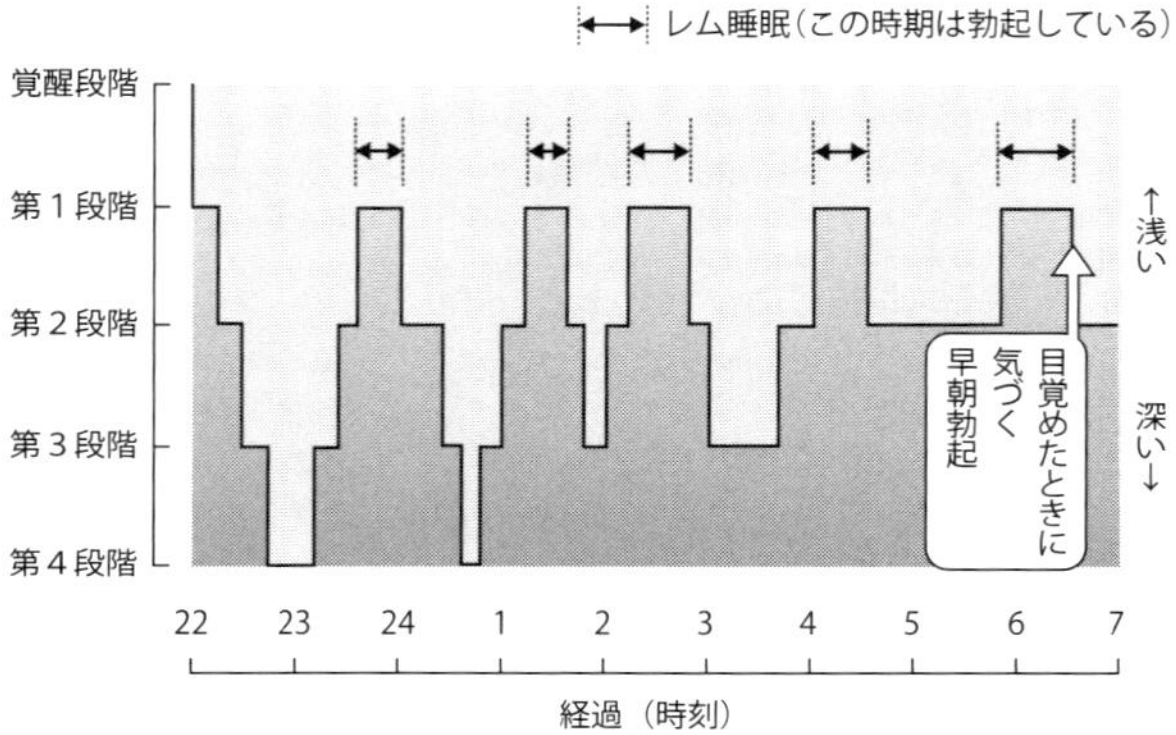

糖尿病ネットワーク（http://www.dm-net.co.jp/ed/edol/b_/c_）熊本悦郎氏執筆記事より

上図をご覧ください。レム睡眠の期間において、男性は勃起しています。合計するとかなりの時間にわたって（男性として当然の生理現象として）陰茎勃起が起きていることがわかりますが、睡眠中なので、ほとんどの男性は自覚していません。

繰り返して起こる夜間睡眠時中の勃起の合計時間は、20歳代男性では睡眠中の40〜50％にもなり、60歳代でも睡眠時間中の平均20％です。そして、最後のレム睡眠時の夜間睡眠時勃起中に目覚めると、「早朝勃起」として自覚するのです。

日本の男性医学の父といわれる日本メンズヘルス医学会理事長で札幌医科大学名誉教授の熊

本悦明先生は、この現象を「男の夜中の素振り」と表現して、以下のようにおっしゃっています。

「夜間睡眠時勃起はたとえて言えば、野球の選手がバッターボックスに立つときだけバットを振るのでなく、常に素振りをしているのと同じようなエピソードではないでしょうか。野球の選手たる者、また男たる者、常に素振りしていて準備怠りないのが当然のことなのです。朝立ち・夜間睡眠時勃起現象は、心理的な男らしさを支え、その維持に深く関わっており、自分ではそれほど自覚はしなくとも、男の生物性・性意識の根源ともなっているのです。これが男の生理といえます」

この現象は脳の視床下部と副交感神経の連帯で起きていますから、精神的・心理的ストレスにとても敏感です。つまり夜間睡眠時勃起や朝起ちは、ストレスがたまっている状況だと起こりにくいということです。

夜間睡眠時勃起や朝起ちは、いま自分のおかれている状況にどれだけストレスを感じているのかが分かる、最も敏感なバロメータなのです。

【参考文献】

『男面倒見ます泌尿器科』（熊本悦明、医学書院）
『ホルモン力が人生を変える』（堀江重郎、小学館101新書）
『だから、男と女はすれ違う』（NHKスペシャル取材班、ダイヤモンド社）
『発毛・育毛に本当に効く新常識』（武田克之、青春出版社）
『男と女ではこんなに違う生活習慣病』（太田博明、講談社＋α新書）
『男たちへ』（塩野七生、文春文庫）
『意外とこわい睡眠時無呼吸症候群』（成井浩司、講談社＋α文庫）
『体が若返る10の生活習慣』（中野ジェームス修一、ソフトバンク新書）
『東京ジージ百歳まで！』（前田昭二、ごま書房）
“WHOLE MAN”（Jed diamond, WILEY）
“HORMONE CONNECTION”（Gale Maleskey & Mary Kittel,RODALE）
“TARGETED NUTRITION TACTICS”（JEFF VOLEK,RODALE）
「アンチ・エイジング医学」２００５年11月号（メディカルレビュー社）
「アンチ・エイジング医学」２００７年２月号（メディカルレビュー社）
「アンチ・エイジング医学」２００７年11月号（メディカルレビュー社）
「アンチ・エイジング医学」２００８年12月号（メディカルレビュー社）
『自分力の鍛え方』（朝倉匠子、ソーテック社）
『男再生プログラム』（朝倉匠子、新潮社）

男たちへ　〜あとがきにかえて

作家の塩野七生さんは、バブル崩壊前の1989年、ある企業誌に連載したエッセイをまとめて『男たちへ』という本を出版しました。副題は「フツウの男をフツウでない男にするための54章」というものです。

あれから20年、男性は相変わらず仕事に追われる日々ですが、取り巻く環境は激変しています。国は成長期を終え、成熟期に入り、働きさえすれば収入が増えたり自己実現できたりするような時代ではなくなっています。しかも、この世界同時経済危機です。ストレスは頂点に達し、どれだけ男性の心と身体を蝕んでいることか……。

本書は僭越ながら、朝倉匠子版「男たちへ」をイメージして執筆させていただきました。副題は、「疲れている男が自信を取り戻すための58章」です。

塩野さんの『男たちへ』には、色っぽくて、ユーモアがあって知的なイタリア男たちのエピソードが豊富にちりばめられて、真面目だけれど面白みやおしゃれ心に欠ける日本人男性が学ぶべきことが、そこにはありました。言ってみれば、時代の先をいった「チョイ悪おやじのすすめ」でした。

塩野女史のエスプリの効いたエピソードの代わりに、この本では科学的データを添えて、男性が元気になる情報を提供しています。塩野女史と同じといってはあまりにおこがましいのですが、日本の男性にもっと生き生きとしてもらいたいと思う気持ちは変わらないつもりです。

◆

最後に塩野女史が第43章「男が上手に年をとるために」で推奨した10の戦術に代えて、「朝倉匠子版・男が上手に年をとるために」と称し、10のポイントを紹介したいと思います。

ポイント1　本当の自分の人生は40歳から始まると認識すること

世界的なリサーチ会社ニールセンが２００７年に世界47カ国でリサーチした結果、多くの人が40歳からは親や育った環境の影響ではなく、自分の実力で人生を切り開く年齢になると答えています。

ポイント2　60代は中年期であると知ること

国連が65歳以上を高齢者と決めたのは約45年前です。その頃の日本の平均寿命は男性63・6歳、女性67・7歳で、総人口に締める65歳以上の割合もわずか6・3％でした。それがあと5年もすれば65歳以上の割合は総人口の25％、つまり4人に1人になります。前述のニールセンが世界47カ国でリサーチした結果でも、世界の多くの人々が「60代は中年期」と捉えていることがありました。今みなさんは、20年前の実年齢の7〜8掛けのイメージでしょう。いろいろなことに、まだまだチャレンジできると思います。

ポイント3　年齢には暦年齢と細胞年齢があり、後者は自分である程度コントロールできる。それなりの努力を試みること

自分の年齢を頭の中に刻み込んでおくことは大事です。人は必ず老いていきます。ヘンな若作りは返ってみっともないものです。けれどもアンチエイジングという概念が生まれたのは1990年、塩野さんの本が書かれた後です。最近では60ページで紹介したようにエピジェネティクスという考え方も生まれています。男性ホルモン補充など科学的アプローチは人によってはとても大切なことです。

ポイント4　おしゃれ&清潔であること

日本の男性もかなりおしゃれになり、センスや着こなしが洗練されてきました。でも年を重ねれば、悲しいかな、誰でも汚くなります。本文でも書いたニオイを含め、年を重なるほどに、身だしなみに注意を払うことが大切です。そういう意味ではおしゃれは大人のためにあるといっていいかもしれません。

ただし若いときのような着崩したおしゃれをする場合は、細心の注意を払ってください。垢抜けているつもりが、不潔感が漂います。
男性ホルモンは別名「おしゃれホルモン」といわれています。つまり男性ホルモンレベルが高い人はおしゃれ好きなのです。

ポイント5　恋をすること

人生に残されている時間で本当の大人の恋をしてみてはいかがでしょう。
余談ですが、わたしも50代で、恋の現役です！

ポイント6　優しくあること

自分の感情をきちんとコントロールして相手に対処することは、大人だからできることです。本当に大切で素晴らしい「上質な大人の男」の証です。

ポイント7　自分の「弱さ」を受け入れること

男性は「弱み」を見せることを「恥」と教育されてきました。アメリカでも男性更年期の本には「Shame＝恥」という章があって、自分を解放することの大事さを説いています。うつ病の発症率は女性のほうが2倍も多いのに、うつ病による自殺は男性が多いのも「男は強くなければならない」と育ってきた辛さゆえです。

心身の調子がおかしいと思っても病気と向き合うのがイヤなのか、弱い自分を受け入れたくないのか、病院になかなか行かない男性が多いようです。

ポイント8　セックスは大人の大事なコミュニケーションということを肝に銘じること

東京医科歯科大学婦人科の某教授は「女性更年期外来での治療の半分以上はセックスレスや心も身体も解放されないセックスに悩む女性たちの話を聞くことなのです」とおっしゃいます。イギリスのコンドームメーカーのデュレックス社が毎年行っている世界のセックス意識調査でも日本は常に最下位圏。２００７年の満足度は15％で中国と共に最下位（世界平均44％）でした。二人でゆっくり「感じる」を楽しむ大人のコミュニケーションは実に大切です。セックスに関しては女性側から切り出せないケースがまだまだ多いもの。大人の男性として、真のコミュニケーション能力が試される真骨頂の場です。

ポイント9　男として死ぬまで現役可能だと理解すること

本文にも書いたように、男性の性的能力は年齢ではなく個体差です。きちとした知識を持ち、ケアをすれば90歳でも可能な人はいます。まずは身体を冷やさないこと——大事です！

最後のポイント　利口ぶった女の書く、男性論なんぞは読まないこと！

最後はあえて塩野女史の本家『男たちへ』と同じにさせていただきました。これは塩野女史らしいエスプリの効いた締めの言葉です。

けれども本書は決して男性論ではありません。あくまで最新男性医学に基づいた情報書です。改めてじっくり読んでくださることをお願いします！

ディスカヴァー携書　039

できる男の活力マネジメント
男のアンチエイジング58の最新常識

発行日　2009年6月15日　第1刷
　　　　2009年8月10日　第3刷

Author　朝倉匠子

Book Designer　遠藤陽一（DESIGNWORKSHOP JIN, INC.）

DTP　谷敦　秋本さやか（アーティザンカンパニー）

Publication　株式会社ディスカヴァー・トゥエンティワン
〒102-0075　東京都千代田区三番町8-1
TEL　03-3237-8321（代表）
FAX　03-3237-8323　http://www.d21.co.jp

Publisher　干場弓子
Editor　千葉正幸

Promotion Group
Staff　小田孝文　中澤泰宏　片平美恵子　井筒浩　千葉潤子
飯田智樹　佐藤昌幸　鈴木隆弘　山中麻吏　空閑なつか
吉井千晴　山本祥子　猪狩七恵　山口菜摘美　古矢薫
井上千明　日下部由佳　鈴木万里絵　伊藤利文

Assistant Staff　俵敬子　町田加奈子　丸山香織　小林里美　井澤徳子
古後利佳　藤井多穂子　片瀬真由美　藤井かおり
福岡理恵　上野紗代子

Operation Group
Staff　吉澤道子　小嶋正美　小関勝則
Assistant Staff　竹内恵子　熊谷芳美　清水有基栄　鈴木一美　小松里絵
濱西真理子

Creative Group
Staff　藤田浩芳　原典宏　篠田剛　三谷祐一　石橋和佳
大山聡子　田中亜紀　谷口奈緒美　大竹朝子　河野恵子
酒泉ふみ

Proofreader　株式会社文字工房燦光

Printing　共同印刷株式会社

・定価はカバーに表示してあります。本書の無断転載・複写は、著作権法上での例外を除き禁じられています。
インターネット、モバイル等の電子メディアにおける無断転載等もこれに準じます。
・乱丁・落丁本は小社「不良品交換係」までお送りください。送料小社負担にてお取り換えいたします。

ISBN978-4-88759-718-1
©Shoko Asakura, 2009, Printed in Japan.
携書フォーマット：長坂勇司